현대 가정의학 시리즈 3

## 온 가족이 다함께 건강한 한 평생을!!

# 위약, 설사병 치료법

**완벽한 사진해설**

현대건강연구회 편

太乙出版社

# 머 리 말

위약(胃弱)과 설사는 오랜 옛날부터 우리 인류를 괴롭혀 온 병임에도 불구하고 의학적으로는 아직 충분히 해명되지 않은 부분이 많기 때문에 현재까지도 많은 사람들을 괴롭히고 있다. 만성위염이나 위하수(胃下垂), 위무력증이라는 병명이 붙어지는 위약(胃弱), 만성설사병, 신경성 설사병 등의 설사병은 모두 생명에 지장이 있는 중대한 병은 아니지만 그것이 설사병에 대한 의학적인 해명이 늦어지고 있는 하나의 원인이 되고 있다고 말할수는 있을 것이다. 그것과 연구가 충분히 진전되지 못하는 다른 한가지 큰 원인은 모두 신체의 활동 이상에 의해 발생하는 병이라는 것이다. 병원균의 감염으로 발생하는 병이나 종기(부스럼)가 나기도 하는 염증이 발생하고 있는 병 등 원인이 분명한 병(기질성 병)에 관해서는 뚜렷한 연구의 진보를 보이고 있는데 비해 병의 상태가 보이지 않는 활동의 이상에 의해 생기는 병(기능성 병)은 대개 연구가 늦어지기 쉬운 것이다.

그러나 그렇다고 해서 우리들 전문가는 그냥 수수방관하고 있을 수는 없다. 여러가지 연구를 거듭하여 새로운 약이나 치료법을 차차 개발해서 좋은 성적을 거두고 있다 라고는 말할 수 있어도 몸의 활동 이상에 의해서 발생하는 병은 스트레스의 영향을 정면으로 받는 것이 많기 때문에 특히 스트레스 시대라고 일컬어지는 오늘날에는 점점 늘어가고, 더구나 치료하기 어렵게 되어 있는 현상이다.

그런 신체 활동이 원인으로 발생하는 병에 대해서는 동양의학이 현대의학 이상의 효과를 발휘하는 수도 있다. 그러므로 현대의학을 공부한 의사 사이에서도 최근엔 위장병의 치료에 한방약을 적극적으로 끌어들이는 사람이 늘어나고 있다. 침술, 지압, 마사지 등이 상당한 효과를 발휘할 수 있는 것이다. 또한 정신적 스트레스로 발병되는 경우가 있으므로 정신적인 면에서의 치료도 중요하다.

이렇게 보면 위약(胃弱)이나 설사병 등의 치료에는 현대의학이나 동양의학 외에 경험적인 요법 등 모든 지혜를 모으는 것이 중요하다는 것을 알 것이다. 이 책에서는 현대의학이 해명한 가장 최근의 성과와 동양의학이 장년(長年)의 경험으로 얻은 지혜와 또 그 밖의 것을 좋은 것만 골라서 소개한다. 오랜 세월 동안 앓아온 위약이나 설사병의 개선에 꼭 도움이 되길 바란다.

그런데 단순한 위약이나 설사병이라고 생각하고 있지만 실은 위암이나 대장암, 혹은 궤양 등 생명과 관련이 있는 위험한 병이 숨겨져 있을 수도 있다. 가정요법을 시도해 보기 전에 반드시 의사의 진찰을 받고 나쁜 병이 아니라는 것을 미리 인식해 두자.

그리고 또 한 가지, 꼭 알아두어야 할 것은 의사나 약은 병의 치료를 돕는 것일뿐, 치유하는 것은 환자인 당신 자신이라는 점이다. 아무리 좋은 약, 좋은 요법을 행해도 환자 자신이 불섭생(不攝生)을 하고 있어서는 병이 치유되지 않는다. 또 반대로 병에 대한 것을 걱정한 나머지 자신이 병을 만들고 있는 사람도 있다. 위약, 설사병으로 괴로워하는 사람들 가운데 특히 그 경향이 강한 것같다. 규칙적으로 치료법을 행해 일상생활상의 주의는 반드시 지킨다는 태도가 중요하다. 더구나 만전을 기하면 후에는 자신의 몸이 자연적으로 치유된다는 것을 믿고 쓸데 없는 걱정은 하지 않는 것이 보다 중요하다. 스트레스가 크게 좌우하는 이 위약이나 설사병을 해소하는 데는 이것이 무엇보다도 필요한 것이다.

## 차례 *

머리말 ………………………………………………… 7

### 누구나 할 수 있는 위약, 설사병 치료법

① 위의 불쾌증상은 이렇게 치료한다
**위가 체한 듯 거북하다** ……………………………… 14

② 위의 불쾌증상은 이렇게 치료한다
**명치 언저리가 쓰리고 아프다** ……………………… 17

③ 위의 불쾌증상은 이렇게 치료한다
**가슴이 답답하다** …………………………………… 20

④ 위의 불쾌증상은 이렇게 치료한다
**위가 메슥거리고 구역질이 난다** …………………… 23

⑤ 위의 불쾌증상은 이렇게 치료한다
**식욕이 없다** ………………………………………… 26

⑥ 위의 불쾌증상은 이렇게 치료한다
**위가 아프고 위가 무겁다** …………………………… 29

⑦ 위의 불쾌증상은 이렇게 치료한다
**트림이 나오고 상복부가 당긴다** …………………… 32

⑧ 위의 불쾌증상은 이렇게 치료한다
**숙취로 메슥거린다** ………………………………… 35

① 설사가 계속된다
**복통을 동반하지 않는다** …………………………… 38

## * 차례

② 설사가 계속된다
**복통을 동반한다** ································· 41

③ 설사가 계속된다
**배가 묵직하다** ··································· 44

④ 설사가 계속된다
**설사와 변비를 되풀이한다** ······················· 47

① 배가 아프다
**배꼽 주변이 아프다** ······························ 50

② 배가 아프다
**하복부가 아프다** ································· 53

③ 배가 아프다
**냉증을 동반한다, 갑자기 아프기 시작한다** ······ 56

\* 변비가 계속될 때
**변비가 계속되고 있다** ···························· 59

① 위약체질을 변화시키는 일상대책
**마사지** ··········································· 62

② 위약체질을 변화시키는 일상대책
**지압** ············································· 65

③ 위약체질을 변화시키는 일상대책
**뜨겁지 않은 뜸질** ······························· 68

## 차례 *

4 위약체질을 변화시키는 일상대책
체조 ······················································································· 71

5 위약체질을 변화시키는 일상대책
식사 ······················································································· 74

1 설사병 체질을 고치는 지혜
마사지 ···················································································· 76

2 설사병 체질을 고치는 지혜
지압 ······················································································· 79

3 설사병 체질을 고치는 지혜
뜨겁지 않은 찜질 ·································································· 82

4 설사병 체질을 고치는 지혜
체조 ······················································································· 85

5 설사병 체질을 고치는 지혜
식사 ······················································································· 88

1 이것만은 알아두자
올바른 위장약의 선택 방법, 사용 방법(위약) ······················· 90

2 이것만은 알아두자
올바른 위장약의 선택방법, 사용방법(설사 멈춤) ················· 92

3 이것만은 알아두자
위장병에 효과가 있는 한방약은 이렇게 선택한다 ··············· 94

## * 차례

### 위약, 설사병 체질을 고쳐서 튼튼한 위장을 만들기 위한 이론편

1. 알아두면 도움이 되는 기본 상식
   의외로 모르고 있는 당신의 위장은 이것이 정체 ·············· 98

2. 알아두면 도움이 되는 기본 상식
   당신의 위(胃)는 왜 약하고 저항력이 약한 것인가 ············· 102

3. 알아두면 도움이 되는 기본 상식
   갑작스런 위(胃)의 증상을 초래하는 다섯 가지 원인 ·········· 112

4. 알아두면 도움이 되는 기본 상식
   끈질긴 설사는 이렇게 발생한다 ································· 114

5. 알아두면 도움이 되는 기본 상식
   끈질긴 변비도 실은 장(腸)의 약함이 원인 ···················· 116

6. 알아두면 도움이 되는 기본 상식
   계속 늘어나는 스트레스성의 위장병 대책 ····················· 123

7. 알아두면 도움이 되는 기본 상식
   위약(胃弱), 설사병은 완전히 없앨 수 없는 위험한 병 ········ 131

8. 알아두면 도움이 되는 기본 상식
   병원에서는 이렇게 치료한다 ····································· 138

9. 알아두면 도움이 되는 기본 상식
   위약무연(胃弱無縁)의 생활을 보내기 위한 일상 대책 ········· 144

10. 알아두면 도움이 되는 기본 상식
    장내세균에 따라서 약한 장이 건강해진다 ····················· 151

## 누구나 할 수 있는
# 위약, 설사병 치료법

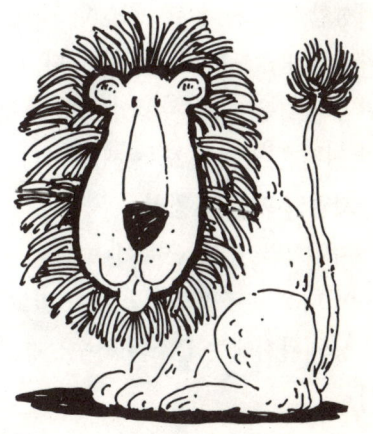

## ① 위의 불쾌증상은 이렇게 해소한다

# 위(胃)가 체한 듯 거북하다

**소화가 잘 되는 음식물을 섭취한다**

위(胃)가 약한 사람은 조금이라도 과식하거나 소화가 잘 안되는 것을 먹기만 해도 곧 위가 거북해져 버린다. 수면부족이나 과로, 혹은 정신적인 스트레스가 있을 때도 마찬가지이다.

의사의 진찰을 받으면 '위하수증(胃下垂症)'이라든지 '위무력증', '만성위염' 등의 병명이 붙어지지만 중요한 것은 체질적으로 소화능력이 약한 경우인 것이다. 그러므로 평상시부터 종종 위가 거북하다고 느껴도 너무 걱정할 필요는 없다. 가능한 소화가 잘 되는 음식을 섭취하도록 해서 과식하지 않도록 주의해야 한다. 다소 위가 거북해져도 경우에 따라서는 위암과 같은 위험한 병의 원인이 될 수도 있으므로 중년이 되면 정기적인 검진을 잊지 않도록 해야 한다.

**지압의 기본과 원칙**

지압이라 해도 근육이나 결림을 풀 경우에는 늑골의 신경에 자극을 주어 내장을 조정하는 경우가 있고 그 외에 여러가지 방법이 있다. 위장증상의 완화에는 급소나 척수신경(脊髓神經)에 자극을 주는 것이 원칙이다.

따라서 강하게 문지르는 것은 위험하다. 가볍게 손을 대는 정도로 지압할 때 효과적이다. 구체적인 방법에 관해서는 각각 아래의 지시에 따라야 한다.

### 위의 거북함을 개선하는 가슴 트이게 하기

위가 거북해서 괴로울 때에는 우선 손으로 가슴을 트이게 하는 방법부터 시작하자. 양손의 손끝을 명치에 대고 천천히 숨을 들이 마시면서 손끝에 힘을 넣어 가슴이 트이도록 한다. 손끝의 힘을 빼고 후, 하고 숨을 내뱉는다. 이것을 여러번 되풀이 하면 트림이 나와 위가 거북했던 것이 편안해진다.

### 늑골(肋骨)의 하단 가장자리 마사지

명치에 양손의 손끝을 대고, 조골의 하단 가장자리를 따라서 옆구리까지 지문 부분을 사용해 마사지한다. 늑골의 뒷쪽에 손끝을 밀어 넣는 정도로 강하게 하는 것이 요령이다. 20~30회 반복한다.

### 등의 급소 지압

등에 있는 급소 가운데 심유(心兪)와 격유(膈兪), 그것도 왼쪽의 급소에만 지압한다. 지압을 받는 사람은 엎드려 자고, 지압을 하는 사람은 등 왼쪽의 심유 약간 바깥쪽에 엄지손가락을 겹쳐 두고 배골(背骨)쪽으로 끌어당기듯이 해서 가볍게 눌러 준다. 마찬가지로 해서 좌격유(左膈兪)에도 지압을 행한다. 각각 20~30초를 실시하는데, 이 지압은 위가 거북한 증상을 개선할 뿐만 아니라 위약 체질 개선에도 효과가 있다.

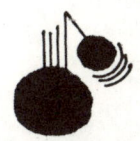

| 손끝을 명치에 대고 가슴을 트이게 하여 늑골 하단 가장자리를 따라 마사지한다. |

## • 위의 거북함을 해소하는 지압과 마사지 •

### 늑골 하단 가장자리 마사지

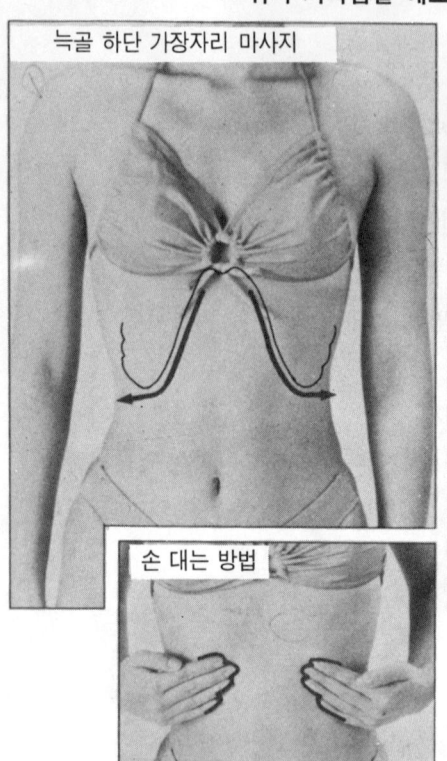

### 손으로 가슴을 트이게 한다

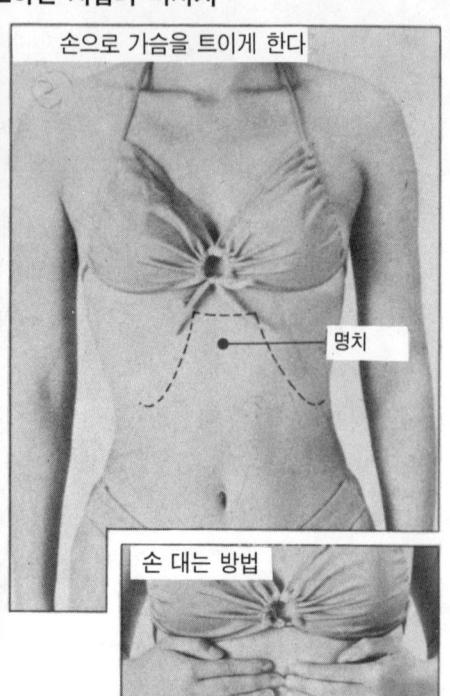

### 손 대는 방법

명치에서 늑골 하단 가장자리를 따라서 옆구리까지, 손끝과 지문 부분으로 약간 강하게 마사지한다.

### 손 대는 방법

명치에 양손 끝을 대고, 숨을 들이마시면서 좌우로 당겨 가슴을 트이게 한다.

### 급소 찾는 방법

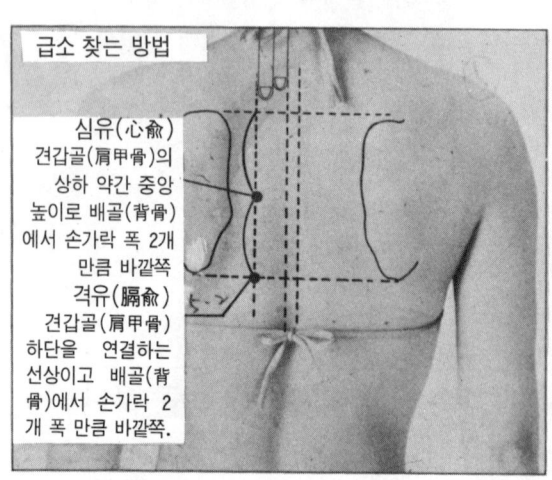

심유(心兪)
견갑골(肩甲骨)의 상하 약간 중앙 높이로 배골(背骨)에서 손가락 폭 2개 만큼 바깥쪽

격유(膈兪)
견갑골(肩甲骨) 하단을 연결하는 선상이고 배골(背骨)에서 손가락 2개 폭 만큼 바깥쪽.

### 지압법

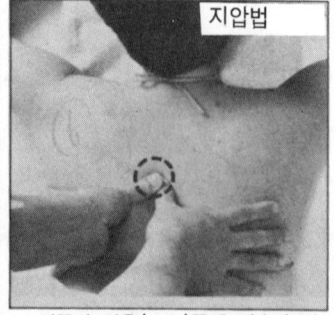

왼쪽의 심유(心兪)쪽에 양손의 엄지손가락을 겹쳐두고, 배골(背骨)쪽으로 당기듯이 해서 가볍게 눌러둔다. 마찬가지로 왼쪽의 격유(膈兪)에도 가볍게 지압을 한다.

## ② 위의 불쾌증상은 이렇게 해소한다

# 명치 언저리가 쓰리고 아프다

**함부로 제산제(制酸劑)를 먹는 것은 위험**

명치가 쓰리고 아프다는 증상은 일반적으로 위산과다인 사람에게 많다고 할 수 있고, 반대로 위산이 적은 저산증(低酸症)이나 무산증(無酸症)인 사람에게서도 이 증상이 보여진다. 또 위산이 식도로 역류하여 위내의 압력이 고진(高進)한 것에 의해서도 발생한다. 그러므로 비전문가의 판단으로 위산의 분비를 억제하는 작용이 있는 약(제산제)를 사용하는 것은 위험하다. 명치가 자주 쓰리고 아픈 사람은 미리 의사의 진찰을 받아서 자신은 위산이 많은 타입인지 적은 타입인지를 조사해 두도록 한다.

만일 당신이 위산과다라면 궤양을 일으키기 쉬우므로 지장이 없도록 전문가의 지도를 받아 주의를 치키도록 한다. 저산성(노인에게서 자주 볼 수 있다)이라면 그 그늘에 위암과 같은 무서운 병이 숨어 있을 수도 있으므로 정기적으로 검사를 받는 것이 필요하다. 이밖에 위산이 많고 적음에는 관계없이 폭음폭식(暴飮暴食)을 해서 위점막을 상처냈을 때도 명치가 쓰리고 아프다는 증상을 호소한다.

**가장 좋은 것은 우유**

원인이 무엇이든 명치가 쓰리고 아픈데는 중조(重曺)가 효과적이다. 그러나 중조는 벽이 되기도 해서 위산의 분비를 늘리는 수도 있으므로 상용(常用)은 권유할 수 없다. 건위약(健胃藥)이나 종합위장약(綜合胃腸藥)으로도 사용되므로 증상의 개선을 위해 일시적으로 사용하는 것도 좋을 것이다.

명치가 쓰리고 아픈 데에 가장 좋은 것은 우유이며, 위산이 많은 경우나 적은 경우에도 효과가 있다. 위의 상태가 나빠서 식욕이 없을 때 균형잡힌 영양보급과 우유라면 안성마춤이다.

### 발가락 사이 마사지

마사지를 할 장소는 오른발의 둘째 발가락과 셋째 발가락 사이, 셋째 발가락과 넷째 발가락 사이 또 넷째 발가락과 다섯째 발가락 사이로, 모두 발가락에 붙어 있는 관절 사이이고 누르면 통증이 있다. 이 통증이 있는 부분을 엄지 발가락의 측면에서 아래위로 강하고 멀리, 힘껏 문지르듯이 마사지한다.

이 발가락 마사지 외에 앞에서 소개한 늑골 하단의 가장자리 마사지도 효과가 있다.

### 등의 지압

등의 급소인 격유(膈兪)를 지압하는 것도 좋다. 지압하는 사람은 눕고 지압을 받는 사람은 옆으로 앉는다. 그 자세로 왼쪽 격유에 엄지 손가락을 겹쳐두고, 배골(背骨) 쪽으로 끌어당기듯이 해서 가볍게 지긋이 눌러 둔다. 20~30초 정도 실시한다.

격유는 견갑골(肩甲骨)의 하단을 연결하는 선상으로, 배골에서 손가락 폭 2개 정도의 바깥쪽에 있다.

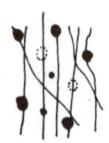

**발가락에 붙어 있는 관절 사이를 엄지손가락 측면을 사용해서 강하고, 멀리 마사지한다.**

## •명치가 쓰리고 아픈 것을 시원하게 하는 지압과 마사지•

발가락 사이의 마사지

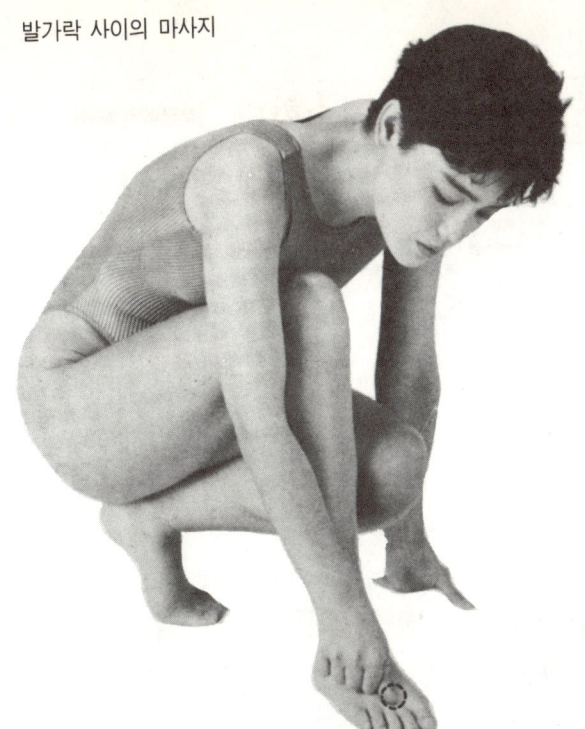

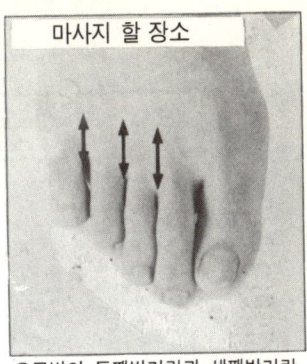

마사지 할 장소

오른발의 둘째발가락과 셋째발가락 사이, 셋째발가락과 넷째발가락 사이, 넷째발가락과 새끼발가락 사이의 발가락이 붙어 있는 관절의 전후.

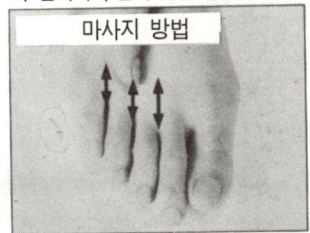

마사지 방법

엄지 손가락 측면을 사용, 상하로 강하게 문지른다.

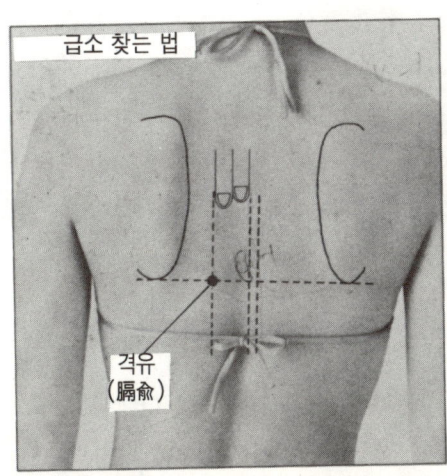

급소 찾는 법

격유 (膈兪)

견갑골의 하단을 잇는 선상에서 등골에서 손가락 폭 2개 정도 바깥쪽.

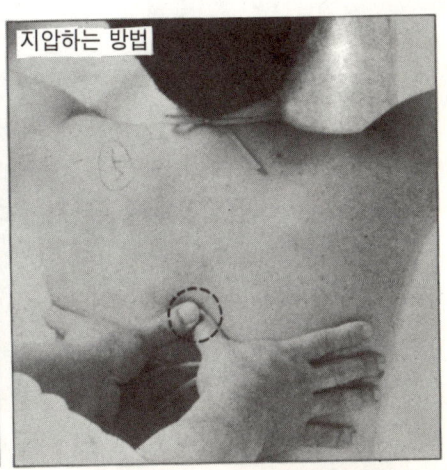

지압하는 방법

왼쪽의 격유(膈兪)의 약간 바깥쪽에 엄지손가락을 겹쳐 두고 배골(背骨)쪽으로 끌어 당기듯이 해서 가볍게 눌러준다.

## ③ 위의 불쾌증상은 이렇게 해소한다

# 가슴이 답답하다

**원인은 위의 활동이 약한 탓**

　가슴이 답답한 것은 위의 활동이 약해서 먹은 것이 장(腸)으로 원활히 보내지지 않기 때문에 발생한다. 이럴 때는 소화제의 힘을 빌리면 대체로 곧 좋아지게 된다.
　그러나 식도암, 식도궤양, 급성위염, 위궤양, 십이지장궤양, 위암 등일 때에도 가슴이 답답하다는 증상을 호소하는 수가 있다. 식도나 위의 출구인 유문(幽門) 주변에 암이 생겨 있거나 궤양에 흉터가 생겨서 먹은 것이 통과할 길이 좁아져 있을 수도 있기 때문에 이럴 때에는 아무리 소화제를 먹어도 효과가 없다. 증세가 한참 동안 계속될 때는 정확한 검사를 받고 치료해 두는 것이 중요하다.
　여기서 소개할 여러 가지 가정요법이 효과를 발휘하는 것은 단순히 위의 기능을 약하게 하고 있기 때문에 가슴이 답답해져 있을 경우이다.

**팔 안쪽의 응어리를 주물러서 푼다**

　가슴의 막힘을 호소할 때는 대개 팔 안쪽에 응어리가 생겨 있다는 것을 의미한다. 팔 안쪽에 생긴 응어리를 주물러서 풀면 가슴의 막힘도 고쳐진다.
　앞팔 안쪽 중심선상에서 팔꿈치와 손목의 한 중간에 극문(郄門)이 있고, 마찬가지로 앞팔 안쪽의 중심선상으로 손목선에서부터 손가락 폭 3개 정도의 윗쪽에 간사(間使)라는 급소가 있다. 이 두개의 급소 사이를 반대 손가락으로 더듬어 보면, 좌우 어느 쪽인가에 응어리가 있는 것을 발견할 수 있을 것이다.

 이 응어리를 엄지 손가락의 지문 부분으로 잘 주물러서 푼다. 반대손으로 팔을 잡고 엄지 손가락 지문 부분으로 손목을 향해 훑듯이 주무르는 것이 요령이다.

**가슴 중앙을 주먹으로 친다**

 가슴이 막혔을 때 우리들은 무의식중에 가슴을 친다. 이 방법은 실로 이치에 맞는 것으로, 자극이 위의 기능을 고조시켜 내용물의 흡수를 촉진시키고 가슴의 막힘을 개선할 수 있다.

 좌우 유두를 잇는 높이에서 가슴 중앙에 있는 단중(膻中)이라는 급소를 주먹을 쥐고 엄지 손가락 쪽의 측면에서 때리면 좋다.

 기분이 좋을 정도의 세기로 막힌 것이 편안해질 때까지 친다.

 다른 사람에게 자극을 받을 때는 한쪽 손바닥을 가슴의 단중(膻中) 주위에 대고 다른 한쪽 손바닥으로 꼭 그 뒷쪽이 되는 등을 사이에 두고 등을 치도록 한다. 그것도 기분 좋을 정도의 세기로 치는 것이 중요하다.

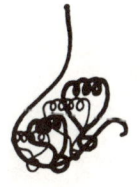

> 팔안쪽에 생기기 쉬운 응어리를 손목을 향해서 훑듯이 잘 주물러서 푼다.

## • 가슴의 막힘을 해소하는 마사지와 자극법 •

### 급소 찾는 법

**극문(郄門)**
앞팔 안쪽 중심선 상에 있고, 팔꿈치선과 손목선의 정중간

**간사(間使)**
앞팔 안쪽의 중심 선상으로, 손목에서 손가락 폭 3개 정도 만큼의 윗쪽

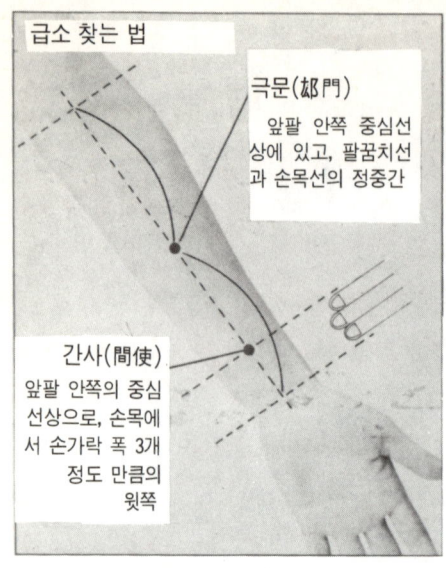

### 팔의 안쪽 응어리를 주물러서 푼다

극문과 간사 사이에 있는 응어리를 발견, 손목을 향해 훑듯이 주물러서 푼다.

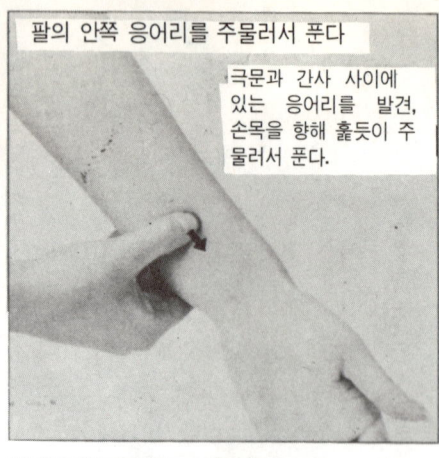

### 급소 찾는 법

**단중(膻中)**
유두를 잇는 선상으로, 가슴의 중앙

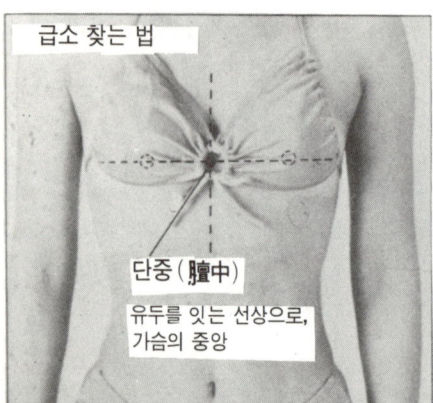

### 가슴의 중앙을 때린다

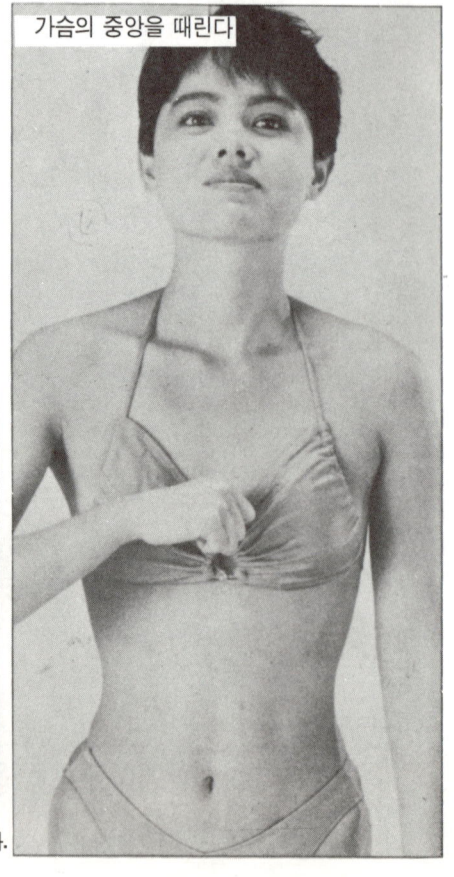

### 때리는 방법

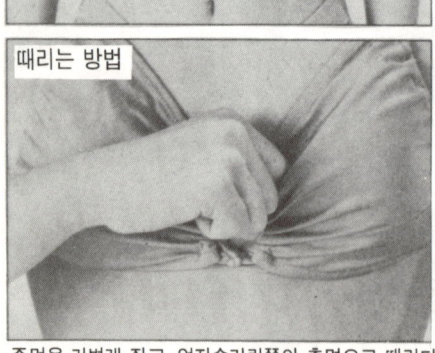

주먹을 가볍게 쥐고, 엄지손가락쪽의 측면으로 때린다.

## 4 위의 불쾌증상은 이렇게 해소한다

# 위가 메슥거리고 구역질이 난다

**식중독이라면 즉각 병원으로**

위의 메슥거림이나 구역질은 과음이나 과식, 혹은 나쁜 것을 먹었을 때(식중독 등)에 발생하는 수가 많은 것같다. 이럴 때에는 손가락을 목에 억지로 집어 넣어 무리해서라도 토해버리는 것이 시원하다. 특히 날것을 먹었을 때나 다른 사람도 같은 증세를 보일 때 등 식중독이 의심스러울 때는 곧 의사의 진찰을 받지 않으면 안된다. 이 때에는 토한 것도 함께 가지고 가야 한다.

생각할 겨를도 없이 구역질이 나는 것은 주의를 요한다. 특히 구역질이 오래 계속될 때는 즉시 검사를 받지 않으면 안된다. 만성위염이나 위궤양, 십이지장궤양, 위암 등을 생각할 수 있고, 유문(幽門)이나 장(腸)등에서 음식물의 통로가 좁아져 있을 경우도 있다.

그러나 여기서 한 가지 주의해야 할 것은 입덧으로 인한 구역질이다. 임신이라는 것을 알아채지 못하고 위 뢴트겐 검사를 받고 나서 나중에야 판명되는 경우가 적지 않다. 여성의 경우에는 항상 임신을 고려해야 한다.

원래 위가 약하거나 숙취나 차멀미로 위가 메슥거리거나 또는 신경질적인 사람으로 정신적인 것이 원인이 되고 있는 경우도 종종 볼 수 있다. 이럴 때에는 가정요법이 효과적이지만 그것으로도 좀처럼 효과가 없으면 여러가지 병일 염려가 있으므로 빨리 의사의 진찰을 받도록 해야 한다.

### 발가락의 관절을 유순하게 한다

발의 넷째 발가락(손으로 말하면 약지)이 붙어 있는 관절로, 좌우 어느 쪽인가가 움직임이 나쁜 쪽(관절이 부었거나, 구부리면 통증이 있다)을 구부렸다 폈다 하면서 관절을 부드럽게 주물러 푼다.

엄지 손가락을 발가락 윗면에 대고, 인지(人指)를 굽혀 아랫쪽에 대며 발가락을 억지로 밀어넣듯이 해서 윗쪽으로 굽히면 딱, 하는 소리가 난다. 이렇게 해서 발가락 관절을 부드럽게 하면 메슥거림이나 구역질이 멎는다.

### 등의 지압

등의 급소인 독유(督兪)를 오른쪽만 지압받는다. 지압받는 사람은 엎드려 있고, 지압하는 사람은 오른쪽 독유의 약간 왼쪽에 엄지 손가락을 겹쳐서 등골 쪽으로 끌어당기듯이 해서 가볍게 지긋이 눌러 준다. 30초 정도 실시한다.

어떠한 방법이라도 메슥거림이나 구역질을 가라앉히는 증상에 효과가 있다. 숙취나 과식, 차멀미, 입덧 등일 때도 응용하면 좋을 것이다.

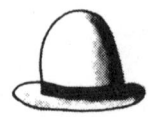

발가락의 넷째발가락에 붙은 관절을 부드러워질 때까지 손으로 주물러서 푼다.

## • 위의 메슥거림을 억제하는 마사지와 지압 •

| 굽히고 펴는 방법 | 굽히고 펴는 관절 |
|---|---|
| 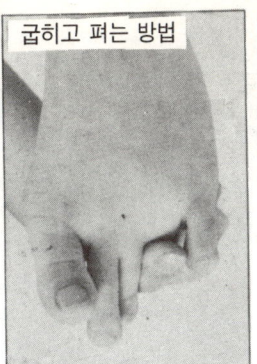 | 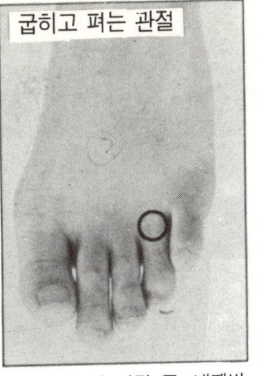 |
| 엄지손가락을 사용, 관절을 억지로 밀어 넣듯이 해서 강하게 굽힌다. | ○표시가 된 관절 즉, 넷째발가락에 붙은 관절을 굽혔다 폈다 한다. |

발가락의 관절을 굽혔다 편다.

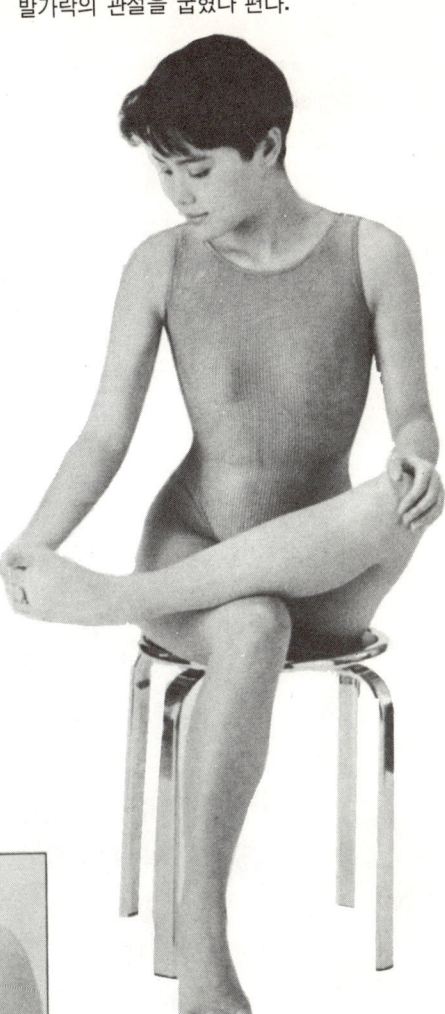

### 지압 방법

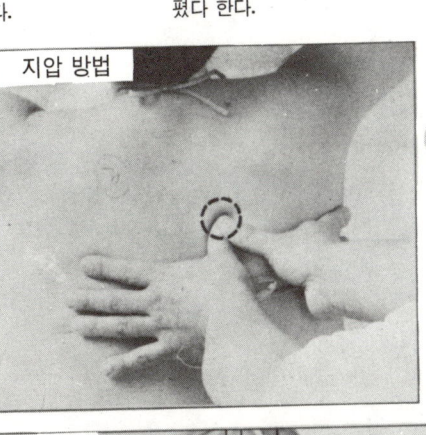

오른쪽의 독유의 약간 바깥쪽에 엄지손가락을 겹쳐두고 몸쪽으로 끌어당기듯이 가볍게 눌러 둔다.

### 급소 찾는 법

독유(督兪)

견갑골의 하단을 연결하는 선에서 손가락 폭 2개 정도의 높이로, 등골에서 손가락 폭 두개 정도의 바깥쪽.

## ⑤ 위의 불쾌증상은 이렇게 해소한다

# 식욕이 없다

**병 탓인지 어떤지를 판별한다**

식욕이 없는 증상은 모든 병에서 보여진다. 그러므로 다른 병이 없는지 어떤지를 확인하는 것이 중요하고, 우선 의사의 진찰을 받지 않으면 안된다. 위병(胃病)으로 말하자면 과식, 과음, 식중독 등으로 인한 급성위염이나 위암일 때에 이 증상을 볼 수 있다.

그러나 가장 많은 것은 위의 운동 저하나 소화액의 분비가 나쁘기 때문에 소화를 충분히 할 수 없는 경우이다. 종합위장약이나 건위약(健胃藥)을 복용해서 간장의 기능을 고조시켜 식욕을 돋구도록 하는 것도 좋을 것이다.

이러한 사람들 중에는 운동 부족 탓으로 배가 고프지 않다는 예를 종종 볼 수 있다. 노인에게 있어서는 특히 현저한 현상이다. 또한 간식을 먹기 때문에 막상 식사 시간이 되면 배가 고프지 않다는 예도 있다. 그 밖에 원인이 없는데도 식욕이 없을 때에는 적절한 운동을 하는 것이 가장 좋은 약이다. 적극적으로 산보 등을 하도록 하자.

또 수면부족이나 정신적인 스트레스 탓으로 식욕이 없어져 버리는 수도 있다. 이럴 때에는 적절한 운동을 하면 스트레스가 해소되어 식욕이 돌아올 것이다.

**밥공기를 사용한 지압**

높이가 약간 높은 밥공기를 2개 준비한다. 이것을 나란히 엎어놓고 그 위에 하늘을 향해 누워서 밥공기의 실굽(糸底)을 독유(督兪)에 대고 체중을 실어서 자극을 가하는 것이다. 그 다음에 밥공기를 약간 밑으로 내려서 격유(膈兪)에 대고 마찬가지로 자극한다.

아플 때에는 타올을 밥공기 위에 두고 그 위에 몸을 얹으면 좋을 것이다.

다른 사람에게 지압을 받을 때는 엎드려 잔다. 좌우 독유의 약간 바깥쪽에 양손의 엄지 손가락을 대고 중앙을 향해서 조르듯이 하여 천천히 깊게 압박을 계속한다. 30초~1분 정도 마찬가지로 해서 격유에도 지압을 한다.

격유는 견갑골 하단을 잇는 선상으로, 등골에서 손가락 폭 2개 정도의 바깥쪽에 있고, 독유는 격유에서 손가락 폭 2개 정도의 위에 있다.

**뜨겁지 않은 뜸질을 한다**

다리의삼리혈(三里穴)은 다리의피곤함을 치유하는 등 여러가지의 효과가 있는 급소이지만, 그 중에서도 위장의 기능에 깊은 관계가 있으며 위장장해에 자주 사용된다. 식욕이 없을 때 다리의 삼리혈에 뜸질을 하면 위장의 기능이 활발해지고, 배가 고파지게 된다. 3~5회 뜸질해준다.

다리의 삼리혈은 무릎 혈관 뼈인 슬개골(膝蓋骨)에서 손가락 폭 4개 정도 밑의 정강이 뼈 ( 경골 : 脛骨 )의 바깥쪽 언저리에 있다.

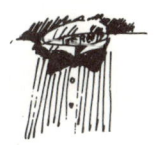

| 밥공기를 2개 등의 급소에 대고, 그 위에서 몸을 맡기듯이 지압한다 |

## • 식욕을 돋구는 지압과 뜸질 •

### 지압 방법

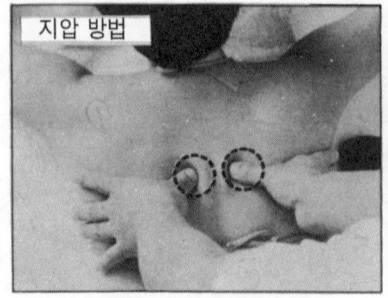

독유의 약간 바깥쪽에서 중앙으로 향해 조르듯이 해서 깊게 압박을 계속한다. 격유도 마찬가지로 지압한다.

### 밥공기를 이용한 자극법

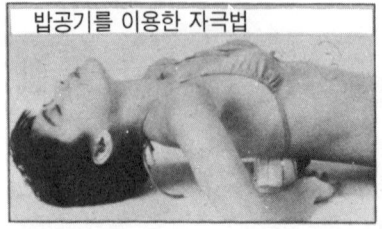

밥공기 2개를 엎어두고, 그 위에 하늘을 향해 누워서 급소 위치에 공기 굽을 대고, 체중으로 압력을 가한다. 아플 때에는 사이에 타올을 대면 좋다.

### 사용할 밥공기는

약간 높이가 있는 밥공기가 효과가 있다

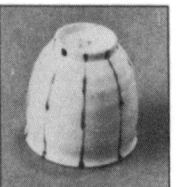

### 뜸질하는 방법

### 급소 찾는 법

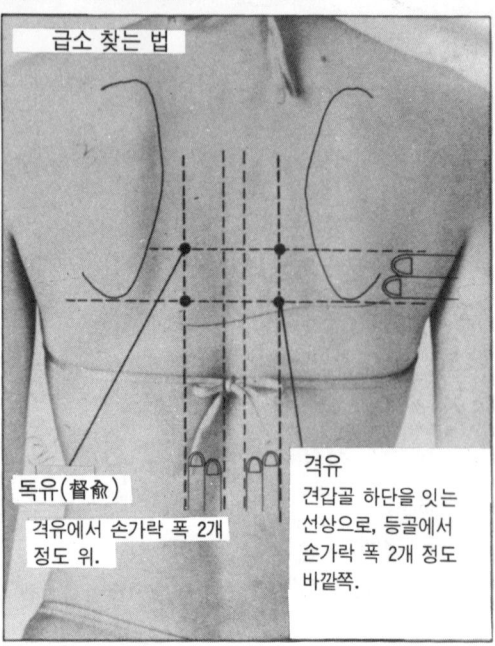

**독유(督兪)**
격유에서 손가락 폭 2개 정도 위.

**격유**
견갑골 하단을 잇는 선상으로, 등골에서 손가락 폭 2개 정도 바깥쪽.

### 뜸질할 급소

**다리의 삼리(三里)**
무릎 혈관(슬개골)에서 손가락 폭 4개 정도 아래로, 정강이 뼈인 경골의 바로 바깥쪽 언저리

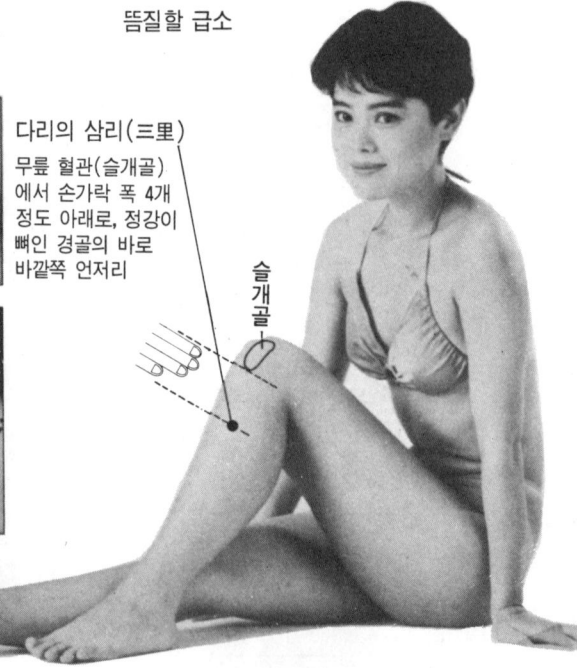

슬개골

## ⑥ 위의 불쾌증상은 이렇게 해소한다

# 위가 아프고 위가 무겁다

**식후나 공복시에 대책이 돌변한다**

　식후에 위가 무겁고 아플 때에는 위염(胃炎), 위궤양, 위하수증(胃下垂症)을 생각할 수 있다. 위하수증인 경우는 먹은 것의 무게나 압박으로 인한 물리적인 자극의 통증이다. 폭음폭식(暴飮暴食)등으로 위점막에 염증을 일으키고 있으면 명치 근처에 자극통을 느낀다. 한편 배가 고프고 통증이 시작될 때는 위·십이지장염이나 십이지장궤양이라고 생각할 수 있다. 이럴 때에는 일시적인 조치로써 우유를 먹으면 효과가 있다.

　위 근처(상복부)에 심한 통증(소위 위경련)이 있을 때에는 위병(胃病)보다는 오히려 담석증(膽石症)이나 췌염(膵炎)인 경우도 많고, 때로는 위나 십이지장벽에 구멍이 나있는(천공)경우도 있다. 또 맹장(충수염) 초기에도 위 근처의 통증을 느끼는 수가 있다. 이러한 경우에는 쿡쿡 찌르는 듯한 통증(내장통)이나 몸을 움직일 수 없을 만큼의 강한 통증(체성통 ; 體性痛)이 있는데, 모두 급한 상황으로 당장 의사한테 달려가지 않으면 안된다.

**지압하면서 앞으로 구부린다**

　배꼽과 명치 정중간에 중완(中脘)이라는 급소가 있다. 이 급소에 양손의 손끝을 대고 숨을 토해내면서 상체를 앞으로 구부려 중완(中脘)을 압박한다.

　숨을 들이 마시면서 원상태로 되돌아오는 것을 여러번 되풀이 한다.

### 화폐를 사용한 급소 자극법

손의 내관(內關)에 일원짜리 동전, 다리의 삼음교(三陰交)에 십원짜리 동전을 붙이는 것만으로도 손쉬운 치료법이 된다. 내관은 손목에서 손가락 폭 2개 정도의 높이인 팔의 중앙에 있다. 좌우 어느 쪽이나 눌러서 통증이나 응어리가 있는 쪽에 셀로판 테이프로 일원짜리 동전을 붙인다. 삼음교는 다리의 안쪽 복사뼈 언저리에서 손가락 폭 4개 정도의 윗쪽이고 경골(脛骨) 뒷쪽 언저리이다. 좌우 양쪽의 삼음교에 셀로판 테이프로 십원짜리 동전을 붙인다. 그 상태로 한참 있으면 위의 통증이나 위가 무거운 것이 진정된다.

### 등을 껴안아 올리기

다른 사람에게 시킬 때는 뒤로 젖혀 위를 보게 하고, 가슴을 뒤로 젖히듯이 해서 상체를 껴안아 올리게 한다. 껴안아 올리는 사람은 상대방의 허리 위에 다리를 벌리고 서서 상대방의 겨드랑이 아래에 양손을 쑤셔넣고 10번 흉추(胸椎)의 극돌기(棘突起)의 좌우에 중지(中指)를 댄다. 가슴과 배를 천천히 자기 앞으로 끌어 올려 2~3초 동안 그 상태를 유지하고 바닥에 살짝 내린다. 2~3 호흡 간격을 두고 다시 끌어 안아 올린다. 이것을 3회 정도 되풀이 하면 통증이 조금씩 누그러진다.

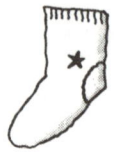

**손의 내관에 일원짜리 동전. 다리의 삼음교에 10원짜리 동전을 붙이면 증상이 이상하게 누그러진다.**

## • 위의 통증을 누그러지게 하는 지압 •

십원짜리 주화를 사용한 급소 자극

배의 급소 압박 자극

중완에 양손의 손끝을 댄다

숨을 토해내면서 상체를 앞으로 구부린다

### 일원짜리 동전 붙이는 방법

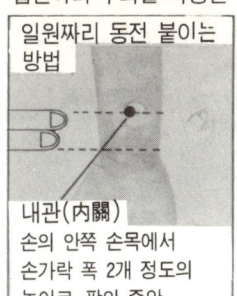

**내관(內關)**
손의 안쪽 손목에서 손가락 폭 2개 정도의 높이로, 팔의 중앙

좌우의 내관 중에서 어느 쪽인가 눌러서 통증이나 응어리가 있는 쪽에 일원짜리 주화를 셀로판 테이프로 붙인다.

### 십원짜리 주화 붙이는 방법

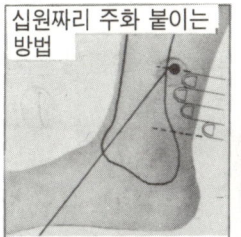

**삼음교(三陰交)**
안쪽 복사뼈 언저리에서 손가락 폭 4개 정도 위로, 정강이뼈 뒷쪽 언저리.

양쪽다리의 삼음교(三陰交)에 십원짜리 주화를 셀로판 테이프로 붙인다.

### 급소 찾는 법

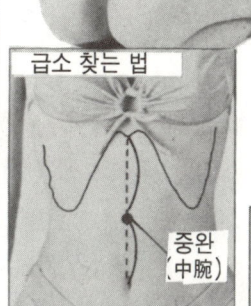

**중완(中腕)**

명치와 배꼽 그 정중간

### 급소 찾는 법

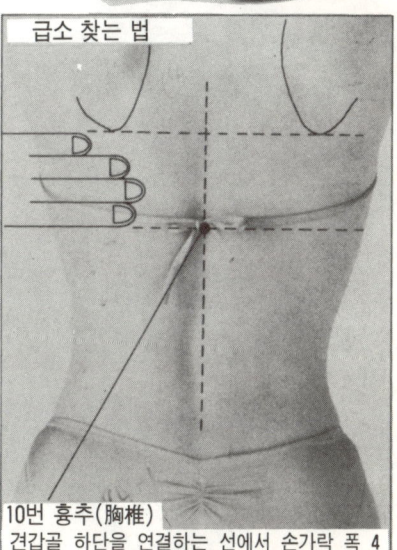

**10번 흉추(胸椎)**
견갑골 하단을 연결하는 선에서 손가락 폭 4개 정도 아래의 위치로 몸의 중심선상. 좌우의 늑골이 조금 올라가 있는 곳

### 등을 껴안아 올리기

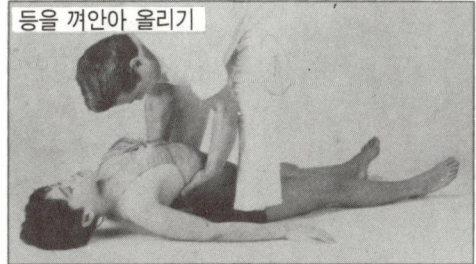

10번 흉추의 좌우에 손가락 끝을 대고, 가슴을 뒤로 젖히게 하는 것처럼 껴안아 올린다. 올렸다 내렸다를 천천히 2~3회 반복한다.

## ⑦ 위의 불쾌증상은 이렇게 해소한다

# 트림이 나오고
# 상복부가 당긴다

**꼭 주의해야 할 트림도 있다**

　트림이 나와서 곤란하다고 호소해 오는 사람의 거의 대부분은 공기연하증(空氣嚥下症)이나 탄기증(呑氣症)이다.
　병이라기 보다는 버릇같은 것이므로 음식을 먹거나 말을 할 때 무의식 중에 공기를 삼켜버려 그것이 트림이 되어 나오는 것이다. 위하수(胃下垂) 등 위의 기능이 좋지 않은 사람의 경우에도 자주 트림이 나온다고 호소한다. 소화가 잘 안되고, 먹은 것이 위에 오랫동안 머물러 있으면 공기도 함께 쌓여 있는 상태가 되기 때문이다.
　트림이 곤란한 것은 남 앞에서도 아랑곳 없이 나오기 때문이다. 그러나 반대로 트림이 좀처럼 나오지 않아 위 주변이 당겨오는 것도 불쾌한 것이다. 아무도 없는 곳에서 트림을 하는 궁리를 시도해보는 것도 좋을지 모른다.
　만일 트림에서 음식물이 발효하거나 썩은 듯한 냄새가 나면 특히 주의해야 한다. 궤양의 흉터나 암 때문에 통과장해를 일으켜서 부패나 발효가 시작되고 있다고 생각되기 때문이다. 이 경우에는 위의 막힘, 식욕부진, 구역질, 구토 등의 증상을 동반한다.

**트림을 나오게 하는 지압과 가슴 두드리기**

　등에 있는 급소인 폐유(肺兪)를 누군가에게 지압하도록 한다. 왼쪽을 위로 해서 옆으로 누워 왼쪽의 폐유를 등골로 향해서 가볍게 압박하도록 한다. 20~30초 정도 실시한다.

폐유는 견갑골 정 중간보다 위로 나와 있는 곳(견갑극)을 연결하는 선상에서부터 등골에서 손가락 폭 2개 정도의 바깥쪽에 있다.

손바닥이나 주먹을 가볍게 쥐고 가슴을 때리는 것도 트림을 나오게 하는 좋은 방법이다. 위에 직접 자극을 주는 것과 동시에 그 부근에 있는 중완(中脘), 기문(期門), 부용(不容), 승만(承滿) 등의 급소를 자극해서 소화기의 기능을 활발하게 하는 데도 관계가 있다.

다음에 승만(承滿)이라는 급소를 오른쪽만 지압한다. 승만은 흉골(胸骨)의 하단에서 손가락 폭 4개 정도 밑에, 몸의 중심선(정중선 ; 正中線)에서 손가락 폭 4개 정도 바깥쪽으로 향한 늑골 언저리에 있다. 오른쪽의 승만에 양손의 손끝을 겹쳐대고 밀어 넣듯이 압박을 하면 응어리가 닿기 때문에 그 응어리를 주물러서 푼다.

### 트림을 멈추게 하는 지압

트림이 너무 많이 나올 때는 밥공기 2개를 바닥에 엎어두고, 그 위에 목을 뒤로 젖힌 채로 누워서 밥공기의 굽이 심유(心兪)나 격유(膈兪)인 급소에 닿도록 하고 압박한다.

심유는 견갑골의 상하 중앙의 높이로 등골에서 손가락 폭 2개 정도의 바깥쪽에 있으며, 격유는 견갑골의 하단을 잇는 선상이고 등골에서 손가락 폭 2개 정도의 바깥쪽에 각각 있다.

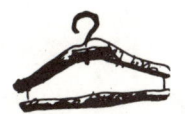

견갑골과 등골 사이의 급소를 누르거나 가슴을 두드려서 늑골 밑의 응어리를 주물러서 푼다.

## •트림을 해결하는 지압과 마사지•

### 급소 찾는 법

**폐유(肺兪)**
견갑골이 나와 당겨져 있는 곳(견갑극)을 연결하는 선상으로 등골에서 손가락 폭 2개 정도의 바깥쪽.

**심유(心兪)**
견갑골 상하 중앙의 높이로, 배골(背骨)에서 손가락 폭 2개 정도의 바깥쪽. 폐유에서 엄지손가락 폭 2개 밑의 위치에 있다.

**격유(膈兪)**
견갑골의 하단을 연결하는 선상으로, 등골에서 손가락 폭 2개 정도의 바깥쪽.

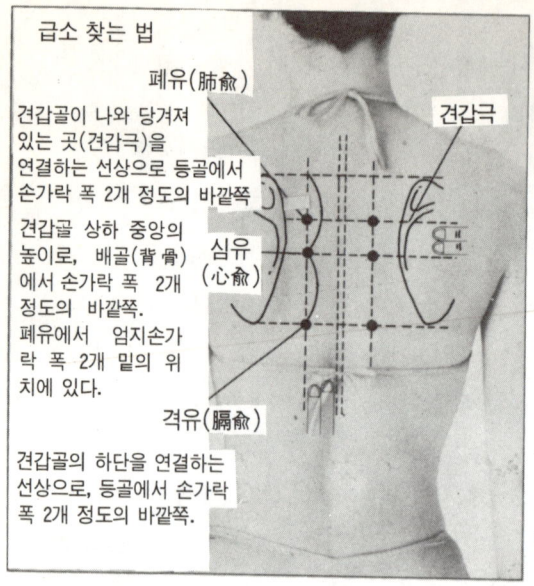

### 트림을 하는 지압법

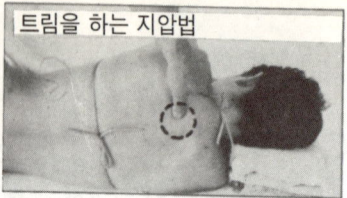

왼쪽을 위로 해서 옆으로 누워 왼쪽을 폐유를 등골로 향해 가볍게 압박을 계속한다.

### 밥공기를 이용한 트림을 멈추게 하는 방법

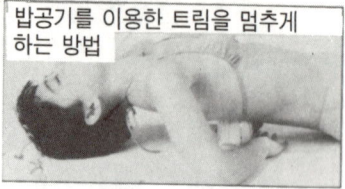

밥공기 2개를 심유 혹은, 격유에 닿도록 해서 손으로 누른채, 체중을 실른다.

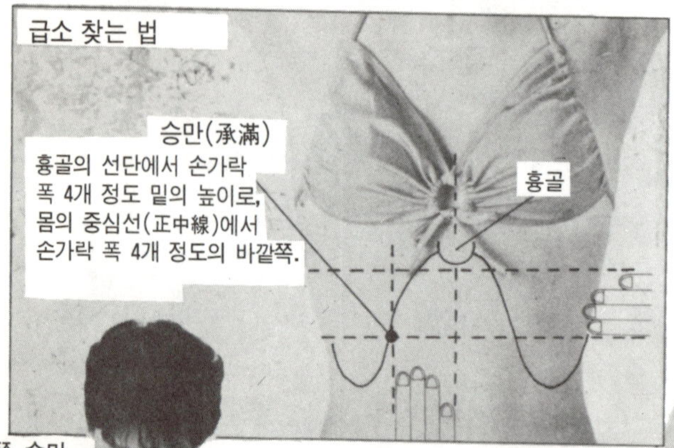

### 급소 찾는 법

**승만(承滿)**
흉골의 선단에서 손가락 폭 4개 정도 밑의 높이로, 몸의 중심선(正中線)에서 손가락 폭 4개 정도의 바깥쪽.

**흉골**

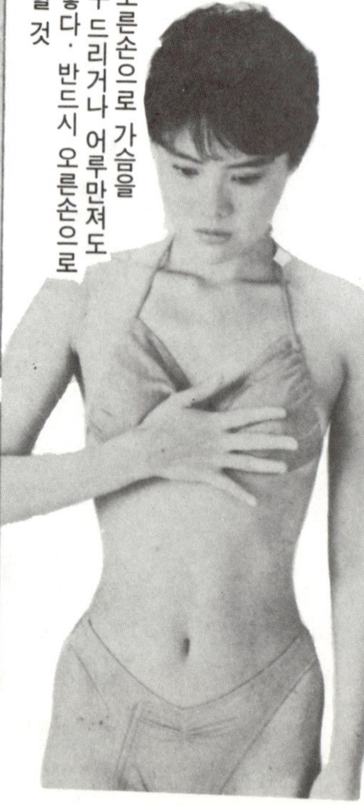

### 오른쪽 승만(承滿)의 지압

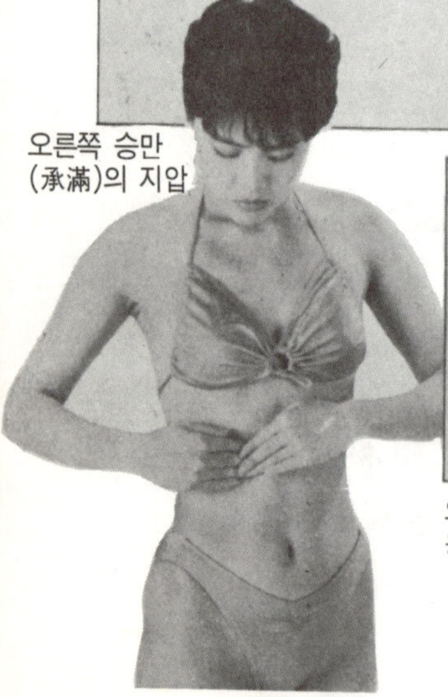

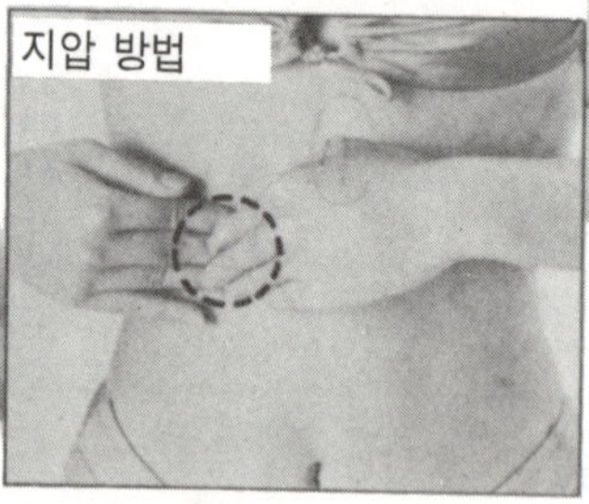

### 지압 방법

오른쪽의 승만을 가볍게 압박해서 응어리를 주물러서 푼다.

### 가슴을 두드린다.

오른손으로 가슴을 두드리거나 어루만져도 좋다. 반드시 오른손으로 할 것

## ⑧ 위의 불쾌증상은 이렇게 해소한다

# 숙취로 메슥거린다

### 무엇보다도 우선 위에 휴식을

과음은 위 점막을 아프게 해서 급성위염(急性胃炎)을 일으킨다. 그러므로 위가 아프다거나, 메슥거리면서 구역질이 나기도 하고 식욕이 없어진다.

그만큼 위는 혹사당해서 혼나고 있는 것이므로 이럴 때에는 전혀 먹지 말고 휴양시켜 주는 것이 좋다. 그것이 최선의 요법이고, 시간이 지나면 자연히 좋아진다. 약을 사용하려면 염증을 억제하고 위점막을 보호하는 작용이 있는 것이 좋다.

숙취가 되어 버렸다면 유감스럽지만 그것을 치유하는 특효약은 현재로선 없다. 그러나 한방약을 조제한 드링크제 등은 술을 마시기 전이나 마신 후에 마셔두면 숙취의 예방이 된다. 몸은 알콜에 수분을 빼앗겨서 탈수상태가 되어 있으므로 수분을 보급하는 것이 중요하다. 상처난 위점막을 자극하지 않도록 차가운 것이나 뜨거운 것은 피하고, 미지근한 물이나 엽차를 마시도록 한다. 비타민이나 당분을 함께 섭취하면 회복이 빨라지므로 과일 쥬스 등을 따뜻하게 해서 마시는 것도 좋을 것이다.

### 숙취를 완화하는 급소 요법

급소 요법으로도 숙취를 치유하는 특효요법은 없다. 어느 정도 증상을 개선하고 치유를 빠르게 하는 방법을 여기에서 몇 가지 소개한다.

① 낙각(絡却)의 마사지

낙각(洛却)은 양귀의 선단을 윗쪽으로 더듬어간 선과, 몸의 중심선

(정중선)의 교차점에 있는 급소인 백회(百會)에서 2~3cm 뒷쪽으로 비스듬히 있다. 응어리가 있고 눌리면 통증이 있는 쪽의 급소를 비스듬히 뒷쪽으로 당기듯이 하여 응어리를 가볍게 주물러서 푼다.

② 간유(肝兪)의 지압체조

간유(肝兪)는 견갑골의 하단에서부터 손가락 폭 3개 정도 아래이고, 등골에서 손가락 폭 2개 정도의 바깥쪽에 있다. 양손을 허리에 두고 엄지 손가락 끝을 간유에 댄다. 그대로 숨을 토해내면서 상체를 뒤로 젖힌 다음에 숨을 들이마시면서 원래 상태로 돌아간다. 천천히 5~6회 되풀이 한다.

**증상을 편안하게 하는 체조**

똑바로 앉아서 숨을 들이마시며 오른손(엄지 손가락을 안으로 해서 주먹을 쥔다)을 앞쪽에서 윗쪽으로 올린다. 눈으로 그 손끝을 따라가면서 가슴을 뒤로 젖힌다. 손을 뒤로 당겨 최대한 뒤로 젖힌 상태에서 후, 하고 숨을 토해내고, 주먹을 앞으로 내던지듯이 내리며 원래 상태로 되돌아간다. 이 때에는 눈으로 끝까지 주먹을 따라붙는 것이 중요하다. 이것을 2~3회 되풀이한다.

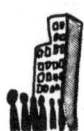

| 양쪽 귀를 연결한 선과 몸의 중심선이 교차하는 곳에서 2~3cm 비스듬히 뒷쪽을 잘 주무른다. |

## •숙취의 증상을 편안하게 하는 급소 자극•

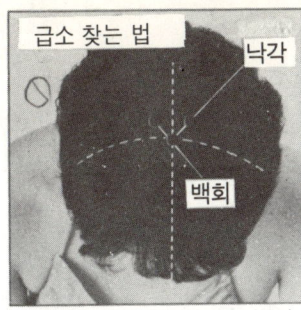

**급소 찾는 법**
낙각
백회

양귀의 선단을 윗쪽으로 더듬어 가서 몸의 중심선(正中線)과 부딪 치는곳에 있는 급소. 백회에서 비스듬히 뒷쪽으로 2~3cm 응어리가 있는 곳. 누르면 아프다.

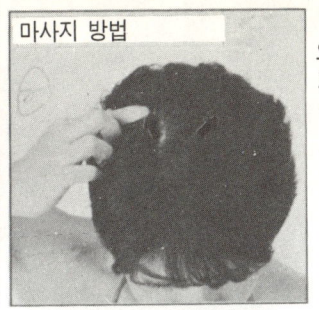

**마사지 방법**

낙각(絡却)을 비스듬히 뒷쪽으로 당기듯이 가볍게 문질러서 응어리를 푼다.

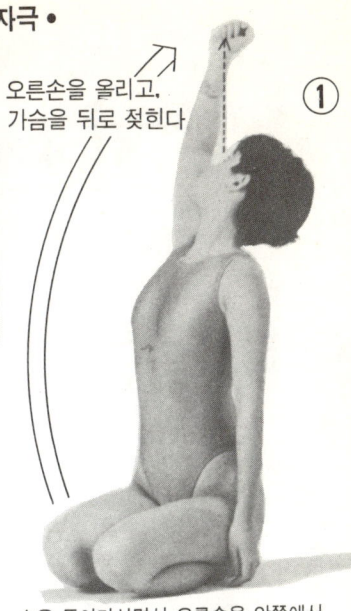

① 오른손을 올리고, 가슴을 뒤로 젖힌다

숨을 들이마시면서 오른손을 앞쪽에서 위로 올리고서 다시 뒤로 당겨 가슴을 뒤로 젖힌다. 가볍게 쥔 손끝을 눈으로 따라가는 것이 요령.

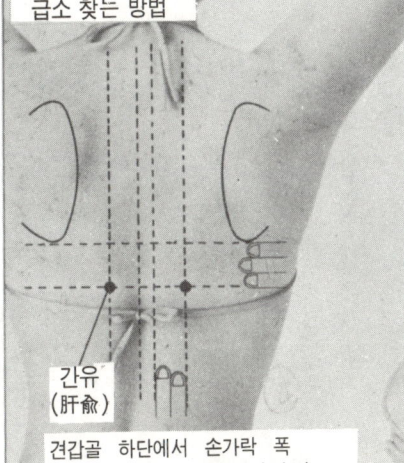

**급소 찾는 방법**

간유 (肝兪)

견갑골 하단에서 손가락 폭 3개 밑의 높이로, 등골에서 손가 락 폭 2개 정도의 바깥쪽.

**지압 체조**
간유(肝兪)에 엄지손 가락을 대고, 숨을 보해내면서 상체를 뒤로 젖힌 다음 숨을 들이마시면서 원상태로 되돌아 간다.

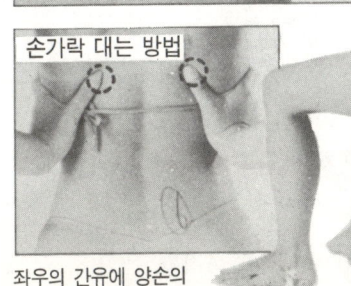

**손가락 대는 방법**

좌우의 간유에 양손의 엄지손가락을 댄다.

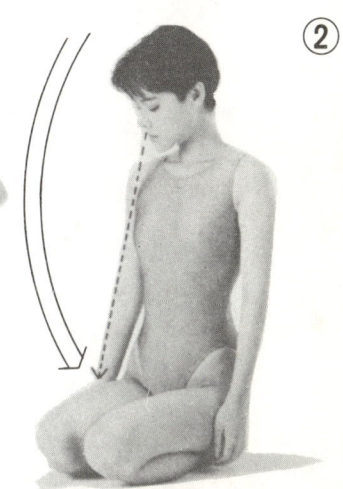

②

숨을 토하고 전신의 힘을 빼 서, 손을 내던지듯이 내린다. 손끝을 눈으로 따라 간다.

## ① 설사가 계속된다

# 복통을 동반하지 않는다

**살이 빠지고 있지 않으면 걱정없다**

　진흙 같은 변을 하루에 2~3회 배변하지만 복통도 동반되지 않고 살도 별로 빠지지 않는 설사라면 걱정할 필요는 없다. 소위 만성설사증으로, 장의 운동을 활발하게 하기 쉽기 때문에 발생한다.

　원래 체질적으로 그러한 타입인 사람도 있고, 정신적으로 스트레스나 차가운 것이 원인인 경우도 많은 것 같다. 술을 마시는 사람이나 마늘을 상식(常食)으로 하고 있는 사람에게서도 만성설사증을 자주 볼 수 있다. 노인의 경우에는 저작(咀嚼)이나 소화액의 부족에서 발생하는 수도 있다.

　이와 같이 통증이 없는 설사는 걱정할 필요가 없다. 그러나 장의 폴리이프나 암이 자극이 되어 대장(大腸)의 운동이 활발해져 설사를 하고 있는 경우도 있으므로 한 번은 전문적인 검사를 받아 두어야 한다. 수양변(水樣便) 설사나 점액(粘液)이나 혈(血)이 섞일 때는 더욱 의사의 진찰이 필요하다.

　또 새까만 진흙 같은 변은 소화관의 어딘가에서 출혈하고 있다는 증거이므로 한시라도 빨리 병원에 가지 않으면 안된다.

　그 외에 병이 아닌 만성 설사라면 가만히 두어도 괜찮지만 본인이 괴로우면 안정제나 정장제(整腸劑) 등을 이용한다. 그러나 다분히 정신적인 영향도 크므로 스트레스를 능숙하게 해소하는 것이 중요하다.

### 손바닥으로 배를 따뜻하게 한다

설사는 차가움이 원인이 되어 발생하는 수가 많다. 또 설사를 하면 배가 차갑게 느껴진다. 이럴 때에는 손바닥으로 배를 덮듯이 해서 따뜻하게 하면 좋을 것이다.

### 자극체조

우선 위를 향해 누워서 발을 가볍게 벌린다. 자극을 해주는 사람은 그 위에 다리를 벌리고 서서 양손을 허리 밑으로 넣어 신유에 손끝이 닿도록 하고 허리를 위로 당겨올린다. 30초 정도 들어올려서 손을 내팽겨 치듯이 떨어뜨린다. 3호흡 쉬고 이것을 세 번 되풀이 한다. 신유는 늑골 하단을 잇는 선상에서 배골(背骨)에서부터 손가락 폭 2개 정도의 바깥쪽에 있다. 자신이 자극할 때는 마찬가지로 위를 향해서 눕고, 어깨나 발뒤꿈치로 지탱하며 몸을 뒤로 젖히듯이 해서 허리를 들어올리고 잠시 그 자세를 유지한 뒤, 내팽겨치듯이 떨어뜨린다. 3호흡 쉬고 세 번 되풀이 한다.

### 한 되짜리 병을 사용한 급소 자극

한 되짜리 병에 네 겹 접은 타올을 걸치고 허리의 신유의 근처에 닿도록 해서 위를 향해 누워 압박한다. 2~3초간 실시한다.

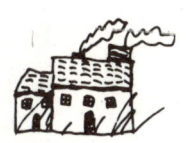

허리의 급소인 신유에 손끝을 대고 허리를 껴안아 올린 다음 30초 정도로 해서 탁 떨어뜨린다.

## •설사를 멈추게 하는 자극법•

**껴안아 올려서 급소를 자극한다**

허리의 급소인 신유(腎兪)근처에 양손의 손가락 끝을 대고, 배 부분만을 껴안아 올린다. 30초 정도 들어 올리고 탁 손을 놓아 떨어뜨린다.

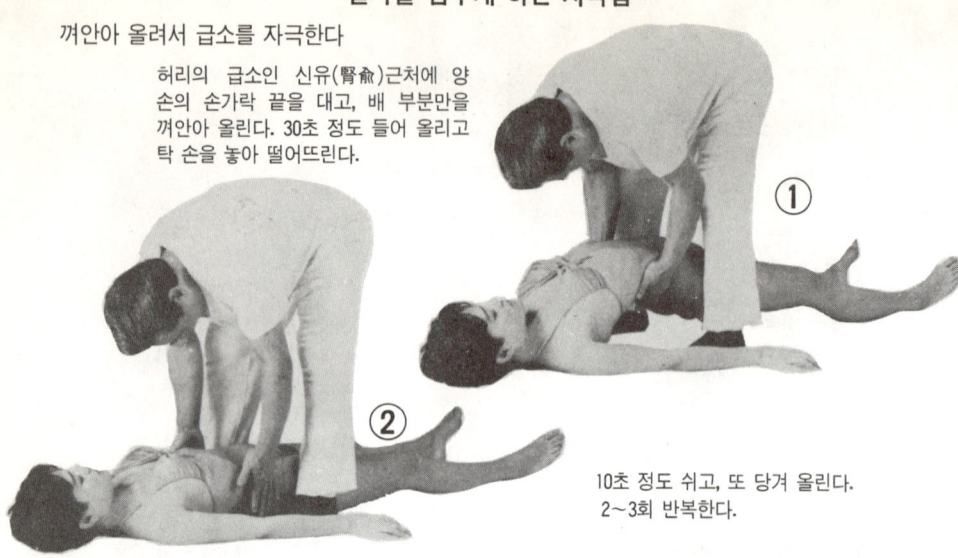

10초 정도 쉬고, 또 당겨 올린다. 2~3회 반복한다.

**손바닥으로 배를 따뜻하게 한다.**

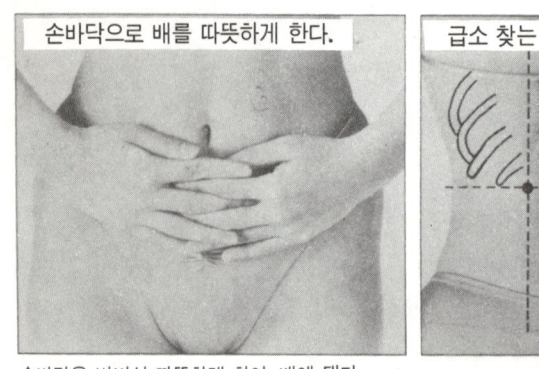

손바닥을 비벼서 따뜻하게 하여 배에 댄다.

**급소 찾는 방법**

신유(腎兪) 늑골 하단을 잇는 선상으로, 등골에서 손가락 폭 2개 정도의 바깥쪽

**한 되짜리 병을 사용한 급소 자극법**

한 되짜리 병에 타올을 4겹으로 접어서 대고, 허리를 그 위에 얹은 다음, 신유와 그 주변을 자극한다. 2~3분.

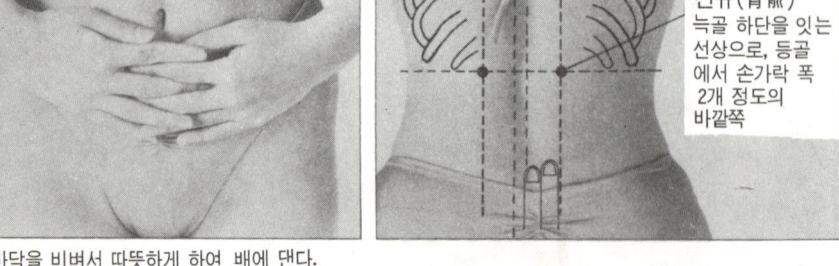

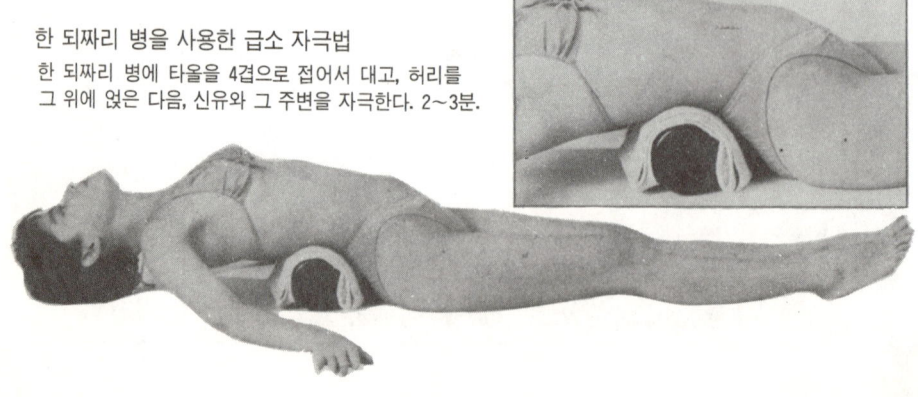

## ② 설사가 계속된다

# 복통을 동반한다

**배변(排便) 후에 통증이 누그러지면 걱정이 없다**

급성 설사인 경우에는 많은 복통을 동반한다. 원인으로는 세균성(細菌性)인 것(식중독, 적리(赤痢), 티푸스 등), 소화불량(폭음폭식이나 호흡장해 등), 냉기나 신경성인 것, 알레르기로 인한 것, 대장암이나 폴리이프, 게실(憩室)등 대장의 병에 의한 것, 그 밖에 전신적인 병으로 인한 것 등 가지각색이다. 발열(發熱)과 구토를 동반한다. 변(便)에 피나 점액이 섞이고, 수양변(水樣便)이 계속 나온다. 배변(排便) 후에도 복통이 누그러지지 않고 변에서 썩은 냄새가 날 때 등은 특히 주의를 요하므로 의사의 진찰을 받도록 한다. 발열을 동반할 때는 특히 더욱 서두르도록 한다.

폭음폭식이나 냉증(冷症) 등의 원인을 알고 있을 경우, 혹은 배변을 끝내면 통증이 누그러지는 듯할 때는 우선 걱정할 필요가 없다. 앞 항에서 이야기한 만성 설사증이더라도 장의 운동이 활발해져 경련을 일으키므로 복통을 동반할 수가 있다. 하지만 배변을 끝내면 통증이 없어진다.

설사라는 것은 원래 유해한 물질을 체외로 끄집어 내려고 하는 생리적인 작용일 수 있으므로 비전문가가 자신의 판단만으로 설사 멈추는 약을 사용하는 것은 바람직하지 못하다.

**배의 뜸질(사령의 뜸질)하는 방법**

'사령(四靈)의 뜸질'이란 좌우의 활육문(滑肉門)과 대거(大巨)의 4군데 급소에 계속해서 찜질을 하는 방법이다. 설사나 복통의 치료, 설사

체질의 개선에 효과가 있다고 한다. 활육문은 배꼽에서 손가락 폭2개 정도의 위로, 몸의 중심선에서 손가락 폭 3개 정도의 바깥쪽에 있다. 대거는 배꼽에서 손가락 폭 3개 정도의 밑이고, 정중선(正中線)에서 손가락 폭 3개 정도의 바깥쪽에 있다. 지두대(指頭大)에 둥글게 한 쑥을 4개의 급소에 두고, 오른쪽 활육문, 왼쪽 활육문, 왼쪽 대거, 오른쪽 대거의 순으로 점화해간다. 앞 급소의 쑥이 반쯤 탔을 때쯤 불을 붙여서 뜨거워지면 제거한다. 3장(같은 장소에 3회) 뜸질한다.

**발바닥의 뜸질(이내정 : 裏內庭의 뜸질)하는 방법**

이내정(裏內庭)의 뜸질은 옛날부터 식중독에 특효가 있다고 일컬어지고 있다. 그러나 식중독은 때로 생명의 위험을 초래할 수도 있으므로 비전문가의 판단으로 뜸질에만 의지해서는 안된다. 가벼운 식중독으로 인한 설사와 식중독일 경우 의사에게 보일 때까지의 응급처치 정도로 멈추는 것이다.

이내정은 발의 둘째 발가락(손으로 말하면 인지)의 지문 부분의 가장 중간에 매직 등으로 표시를 하여 그 발가락을 강하게 굽혔을 때 발가락 지문에 한 표시가 발꿈치에 찍히는 곳에 있다. 이 급소에 15~20장의 뜸질을 하면 통증이나 설사의 증세가 가라앉게 된다.

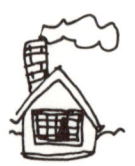

> 배꼽 주변에 있는 네 급소를 순서대로 뜸질한다. 뜨거워지면 제거한다.

## •통증을 멈추게 하고, 설사를 치유하는 뜸질의 방법•

### 배의 뜸질(사령 : 四靈의 뜸질)

**뜸질하는 방법**

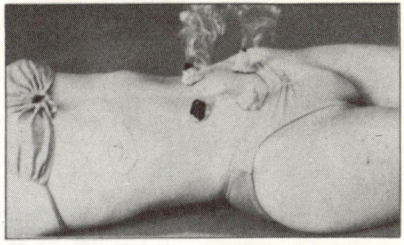

하나의 쑥이 절반 정도 탔을 무렵, 순서대로 쑥을 점화한다. 뜨거우면 각각 제거한다.

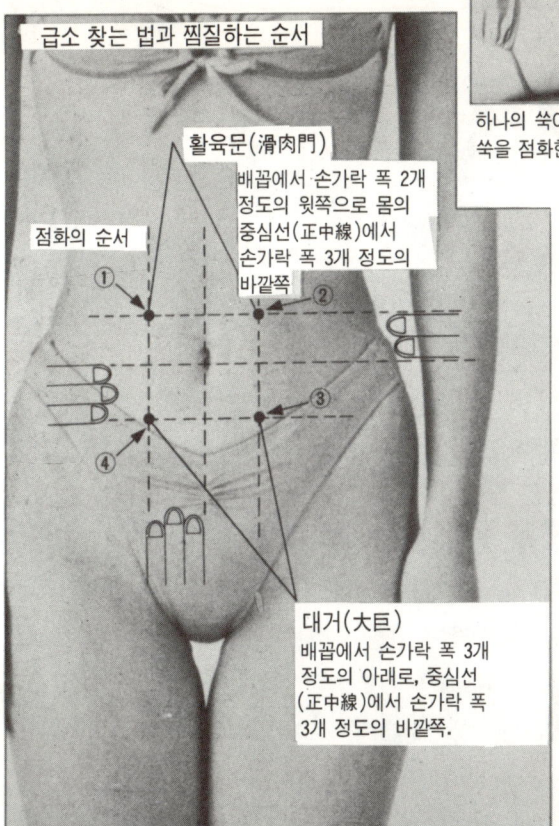

**급소 찾는 법과 찜질하는 순서**

**활육문(滑肉門)**: 배꼽에서 손가락 폭 2개 정도의 윗쪽으로 몸의 중심선(正中線)에서 손가락 폭 3개 정도의 바깥쪽

**점화의 순서**

**대거(大巨)**: 배꼽에서 손가락 폭 3개 정도의 아래로, 중심선(正中線)에서 손가락 폭 3개 정도의 바깥쪽.

### 뜸질(지열뜸) 방법

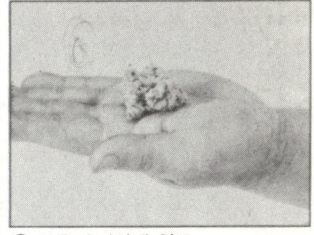

① 쑥을 손바닥에 얹고,

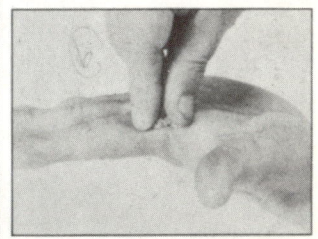

② 세 개의 손가락으로 굳히면서

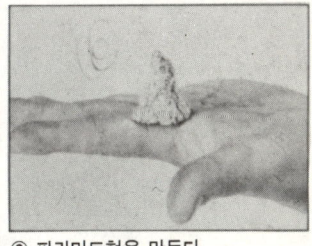

③ 피라밋트형을 만든다.

### 급소 찾는 법

**이내정(裏內庭)**: 발의 둘째발가락의 지문 가장자리에 표시를 해서 발가락을 강하게 굽혀 발꿈치에 눌려졌을 때에 표시가 찍힌 곳이 급소의 위치.

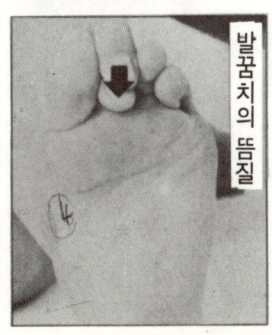

**발꿈치의 뜸질**

## ③ 설사가 계속된다

# 배가 묵직하다

**증세가 심해지고 있다는 증거**

　용변을 보고 싶다는 생각이 빈번히 들어 배변을 해도 곧 다시 용변을 보고 싶으므로 배변의 횟수가 상당히 많아지는 상태가 묵직한 배이다. 동양의학에서는 이것을 '이급후중(裏急後重)'이라고 말한다. 이것은 대장(大腸)에 염증이 생겨 그것이 직장(直腸)에까지 미치기 때문에 직장이 자극되어 용변을 보고 싶은 생각이 끊임없이 발생하는 것이라고 볼 수 있다. 또 염증의 자극으로 대장에서의 점액이나 수분의 분비가 현저하게 많아지고 그것이 끊임없이 직장으로 흘러 들어가서 용변을 보고 싶다는 생각이 생길지도 모른다. 이와 같이 심한 염증을 일으키는 것은 적리(赤痢)나 티푸스, 식중독 등 세균감염으로 인한 경우가 많은 것 같다. 또 과음과식으로 인한 경우에도 발생하는데, 염증의 상태가 상당히 심하므로 아무튼 의사의 진찰을 받아야만 한다. 품질이 나쁜 것이 아니라는 것을 알면 시중에서 팔고 있는 설사 멈추는 약을 사용해도 상관없지만 진찰을 받고 그 원인을 확실히 알 때까지는 비전문가의 판단으로 설사 멈추는 약을 사서 복용해서는 안된다.
　지압 등의 가정요법도 묵직한 배를 개선하는 데에 효과가 있다. 용변을 보고 싶은 생각이 되풀이 해서 생기므로 의사에게 갈 수 없을 때에 이용하도록 한다. 그러나 가정요법에만 의지하고 의사의 진찰을 받지 않는 것은 위험하다.

**자신이 할 수 있는 밥공기를 이용한 자극법**

등의 급소인 위유(胃兪)의 자극은 묵직한 배의 개선에 효과가 있다. 위유는 신유(腎兪)를 기준으로 해서 발견한다. 늑골의 하단을 잇는 선상이고 등골에서 손가락 폭 2개 정도의 바깥쪽에 위치한 것이 신유이며, 위유는 이 신유에서 엄지 손가락 폭 3개 정도의 윗쪽에 있다. 자신이 자극할 때는 밥공기(등을 높이는 것)를 마루에 2개 엎어두고 그 위에 윗쪽을 향해 누워서 밥공기의 밑굽을 좌우의 위유에 댄다. 이 자세에서 목을 좌우로 떨어뜨리듯이 움직이면 위유(胃兪)에는 좋은 자극이 가해진다.

**지압 방법**

가족이나 그 밖의 사람이 위유(胃兪)를 지압해주는 것보다 효과적이다.

지압받는 사람은 엎드려서 눕고 지압하는 사람은 그 위에 발을 벌리고 한쪽 방향으로 앉는다. 한쪽 손의 인지(人指)와 중지(中指)를 벌리고, 등골을 좁히며 좌우의 위유(胃兪) 안쪽(12번 흉추 극돌기 양쪽)에 댄다. 그 위에 다른 한쪽 손바닥을 겹쳐 윗쪽(머리쪽)으로 끌어당기듯이 하면서 탄력을 주고 꾹, 꾹, 꾹, 3회 나누어서 밀어 넣으며 힘을 빼고 손가락을 원상태로 되돌린다. 이것을 3호흡의 간격을 두고 3회 반복한다.

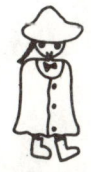

**의사의 진찰이 선결(先決). 응급처지로 등의 급소를 압박하는 것도 효과가 있다.**

## •묵지근한 배를 치유하는 지압과 자극법•

밥공기를 이용한 급소 자극법

밥공기 2개를 등의 급소인 위유있는 곳에 대고, 하늘을 향해 누워서 체중을 얹고 목을 좌우로 흔든다.

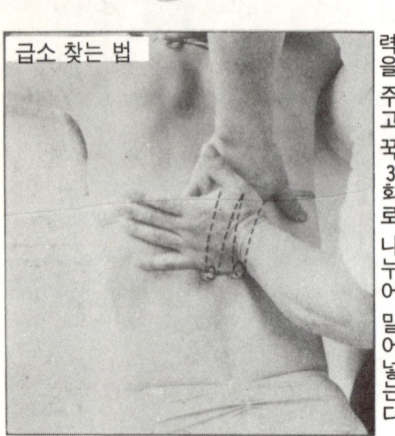

급소 찾는 법

좌우의 위유에 한쪽 손의 중지와 인지의 손가락 끝을 대고 윗쪽으로 당기듯이 하면서 다른 한쪽 손바닥을 그 위에 겹쳐 탄력을 주고 꾹 3회로 나누어 밀어넣는다

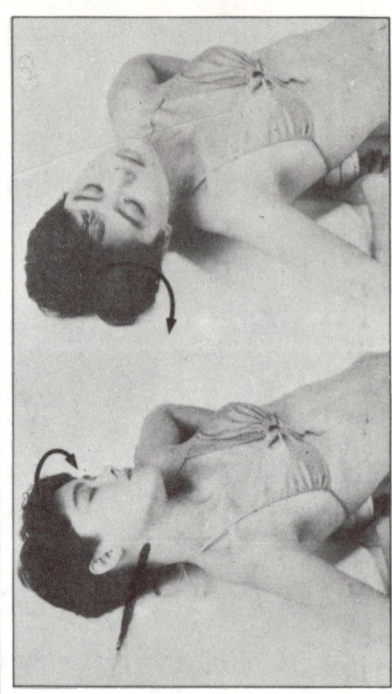

급소 찾는 법

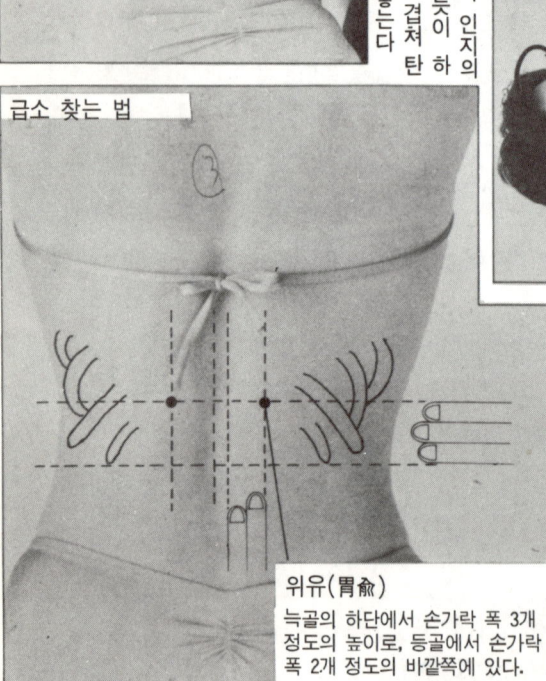

위유(胃兪)
늑골의 하단에서 손가락 폭 3개 정도의 높이로, 등골에서 손가락 폭 2개 정도의 바깥쪽에 있다.

## ④ 설사가 계속된다

# 설사와 변비를 되풀이한다

**정신적인 스트레스를 푼다**

심한 설사가 치유되었다고 생각하면 변비가 계속되고, 그 뒤에 또 설사가 시작되어 설사와 변비를 교대로 반복하는 것은 과민성 장증후군(過敏性腸症候群)의 하나의 형태로 경련성 변비라고도 불린다. 대장(大腸)이 과민하기 때문에 어떤 경우에는 운동이 심해져서 설사가 나고, 또 어떤 경우에는 대장이 경련해서 변(便)의 통과를 방해하기 때문에 변비가 되는 것이다. 운동이 심해졌거나 경련이 일어났을 때에 자주 복통을 동반한다. 통증의 장소가 여기저기 이동하는 것이 이 타입의 설사 특징이다.

자율신경의 기능이 나쁘기 때문에 발생하는 것이므로 검사를 해도 이상(異常)은 발견되지 않는다. 정신적인 것이 원인이 되고 있는 경우가 많기 때문에 좀처럼 치유하기 힘들므로 전문의의 치료를 받도록 한다. 정신적인 요인이 강할 경우에는 심료내과(心療內科)에서 진찰을 받는 것이 필요하다.

일상생활에서는 생활을 규칙적으로 하며 과로나 수면부족이 되지 않도록 신경써야 한다. 스트레스는 빨리 해소해야 한다는 마음가짐이 무엇보다 중요하며, 식사는 찬 것이나 자극물은 피하도록 한다. 변비약이나 설사 멈추는 약 등을 함부로 사용해서는 안된다.

**등의 지압 방법**

현대의학에서는 치료하기 힘든 경련성 변비이지만 급소요법으로 성공을 거두는 예가 적지 않다.
 경련성 변비인 사람은 반드시 등골의 좌우 어느 쪽인가의 근육이 긴장해서 굳어지고 있으므로 이것을 지압으로 푸는 것이 중요하다. 지압받는 사람은 엎드리고, 지압하는 사람은 배골(背骨)의 양쪽에 손을 대고, 어느 쪽이든 딱딱해져 있는 쪽을 견갑골 밑에서 요골(腰骨) 위까지 위에서 아래를 향해 지압한다. 부드러운 쪽에는 손을 대고 있는 것만으로도 괜찮다. 여기에는 비유(脾兪), 위유(胃兪), 삼초유(三焦兪), 신유(腎兪) 등 소화기와 관계 깊은 급소가 나란히 있다.

### 배와 다리에 뜸질을 한다
① 천추(天樞) 뜸질
 천추(天樞)는 배꼽의 좌우로 손가락 폭 3개 정도의 위치에 있다. 지두대(指頭大)의 쑥을 좌우의 천추에 두고, 한쪽에 불을 붙여 그것이 반쯤 탔을 때쯤 다른 하나에 불을 붙인다. 뜨거워지면 제거하고, 3장(한 곳에 3회)행한다.
② 지기(地機) 뜸질
 손가락으로 정강이뼈의 안쪽 뒤언저리를 아래에서 위로 더듬어 가면 무릎 밑에서 마주친다. 이 곳이 음릉천(陰陵泉)이라는 급소이고, 여기에서 손가락 폭 4개 정도 아래에 있는 것이 지기(地機)이다. 이 급소에 3~5장의 뜸질을 한다. 시판되고 있는 뜸질을 이용해도 상관없다.

> 긴장해 있는 쪽의 등의 근육을 견갑골 밑에서 요골까지 지압으로 풀어준다

## • 변비와 교대로 되풀이하는 설사 타입에 효과가 있는 뜸질과 지압 •

### 지압하는 부위

**비유(脾兪)**
위유에서 엄지손가락 폭 한 개 정도 윗쪽

**위유(胃兪)**
삼초유에서 엄지손가락 폭 한개 정도 윗쪽

**삼초유(三焦兪)**
신유에서 엄지손가락 폭 한 개 정도의 윗쪽

**신유(腎兪)**
늑골의 하단을 잇는 선상으로, 등골에서 손가락 폭 2개 정도의 바깥쪽

위에서 아래로 진행한다. 어느 쪽이든 긴장해서 딱딱한 쪽을 지압한다.

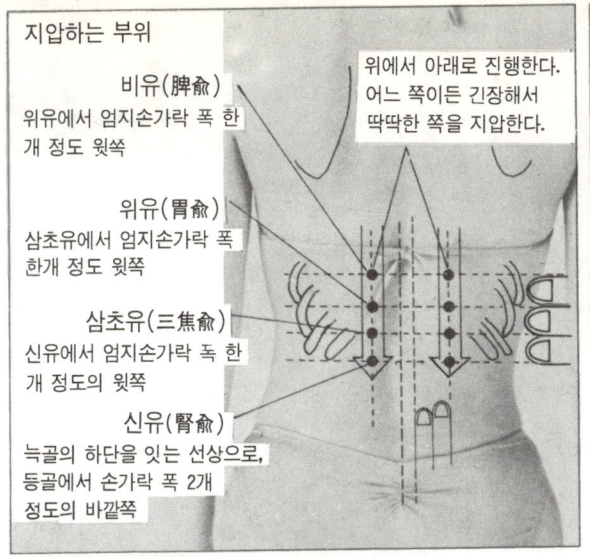

### 등의 지압

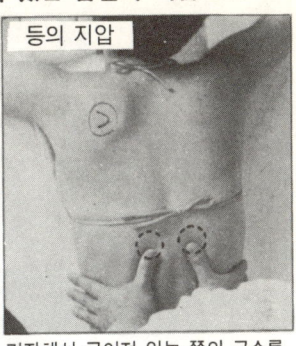

긴장해서 굳어져 있는 쪽의 급소를 지압해서 풀어준다. 부드러운 쪽은 손을 대고 있는 것만으로도 좋다.

### 뜸질하는 법 천추(天樞)

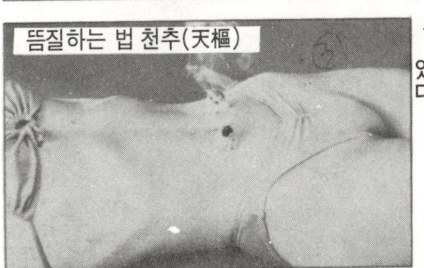

한개의 쑥이 반쯤 탔다면, 다른 쑥에 점화한다.

### 급소 찾는 방법 지기(地機)

경골의 안쪽 뒤언저리를 위로 더 듬어 가면 부딪치는 급소(음릉천) 에서 손가락 폭 4개 정도 밑 부분을 누르면 통증이 있 도다의

지기

음릉천

경골

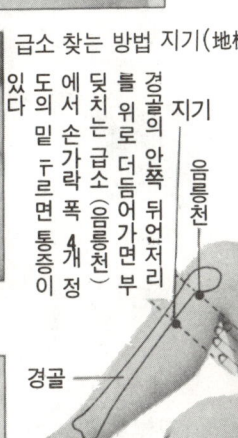

### 급소 찾는 방법

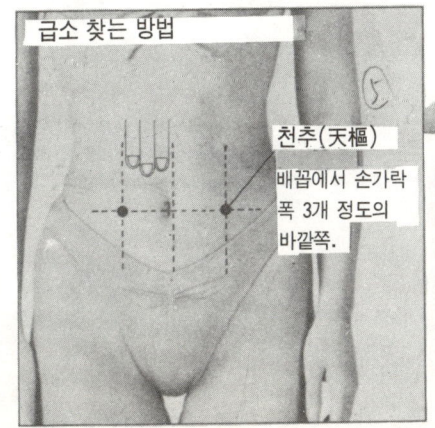

**천추(天樞)**
배꼽에서 손가락 폭 3개 정도의 바깥쪽.

### 뜸질하는 방법 지기(地機)

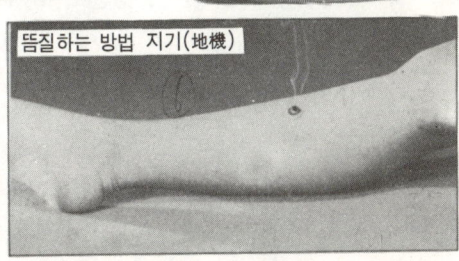

시판되고 있는 원터치뜸질을 사용해도 좋다.

## ① 배가 아프다

# 배꼽 주변이 아프다

**식중독이나 장폐색(腸閉塞)에 주의**

식중독이나 장폐색(腸閉塞)등일 때, 종종 그 주변의 통증을 호소한다. 식중독으로 소장(小腸)에 염증이 발생했을 때는 배꼽 주위에 둔한 통증이 있다. 하지만 이 염증이 대장(大腸)에까지 미치면 심한 설사를 일으키고, 종종 발열이나 구토를 동반한다. 장폐색에서는 진땀을 흘리듯이 심한 통증을 일으키고 구역질이나 구토를 동반한다. 어떤 경우에도 의사의 진찰이 늦으면 안된다.

이밖에 위궤양, 십이지장궤양, 위염, 위암, 대장이나 소장의 염증, 아니사키스증(생고등어나 전갱이 등에서 감염되는 기생충병) 등에서도 배꼽 주변에 통증을 일으키는 수가 있다. 치료가 필요한가 어떤가 의사의 진찰을 받아두는 것이 중요하다. 특히 걱정 없는 경우라면 뜸질 등의 요법을 시도하는 것도 좋을 것이다.

**배를 누르고 앞으로 구부린다**

배가 아프면 누구든지 양손으로 배를 누르고 몸을 앞으로 구부리게 된다. 복통일 때에 모든 사람이 취하는 이 자세는 복통을 가라앉히는 데에 적합한 방법이다.

배꼽 주변이 아플 때는 아픈 장소에 양 손바닥을 겹쳐두고 앞으로 구부려 꾹 참고 있으면 자연히 통증이 가라앉게 된다.

병이나 상처를 치료하는 것을 옛날부터 '손을 대는 것'이라고 말해 왔다. 통증이나 불쾌감이 있는 장소에 손을 대는 것은 치료의 가장 기본이다.

### 배꼽의 공뜸질 방법

단순히 과음이나 과식, 냉증에서 온 배꼽 주변의 통증에는 배꼽의 공뜸질이 효과가 있다. 이것은 위장병 뿐만 아니라 여성에게 많은 냉증이나 생리불순, 생리통 등에도 효과가 있다.

우선 쑥으로 테니스공 보다 약간 적은 공을 만든다. 신문지를 5번 접은 (32매로 겹쳐지게 된다)것을 물에 적셔 물기를 뺀다.

뜸질받는 사람은 위로 향해 눕고 배 위에 두 겹으로 접은 타올을 얹는다. 쑥공에 불을 붙이고 그것을 적신 신문지 위에 두어 방안에서 잠시 태운다. 처음부터 방안에서 태우면 연기가 가득차 버리기 때문이다. 반쯤 정도 탔을 무렵, 신문지 채로 배 위에 둔다. 배가 점차로 따뜻해져 오고 기분도 상당히 좋을 것이다. 뜨겁게 되면 적당히 이동시키도록 한다.

물에 적신 신문지의 따뜻한 온기(온열)가 배나 허리, 몸까지 따뜻하게 하는 효과가 있다.

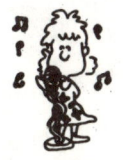

손바닥으로 배를 눌러 큰 공 정도 크기의 뜸질로 배는 물론 몸까지 따뜻하게 한다.

## •배꼽 주변의 통증을 누그러지게 하는 방법•

양손으로 배를 눌러서 앞으로 굽힌다.

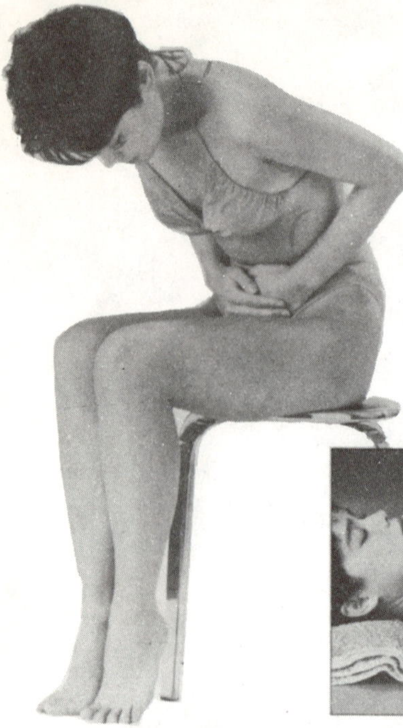

손대는 방법

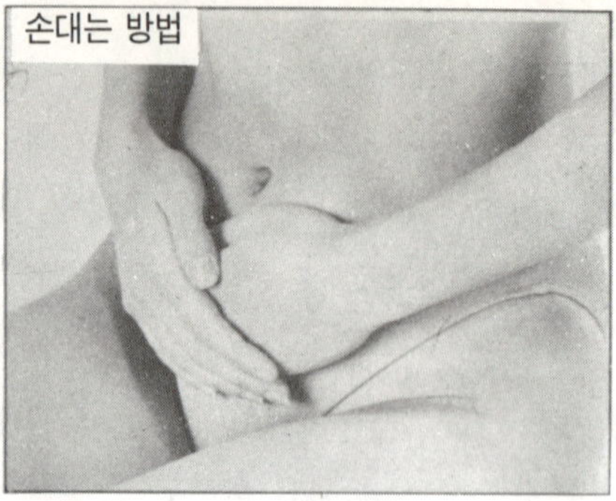

손바닥을 따뜻하게 하복부 전체를 감싸듯이 한다.

뜸질(공뜸질)하는 방법

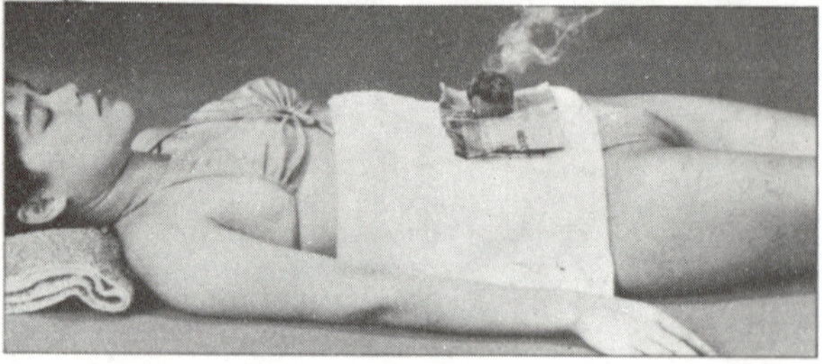

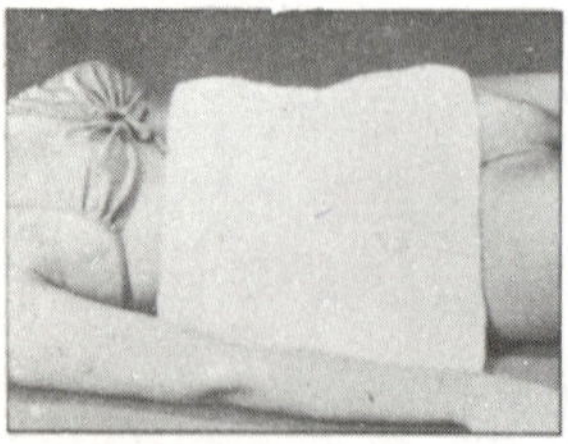

③ 배 위에 타올을 2번 접어서 얹는다.

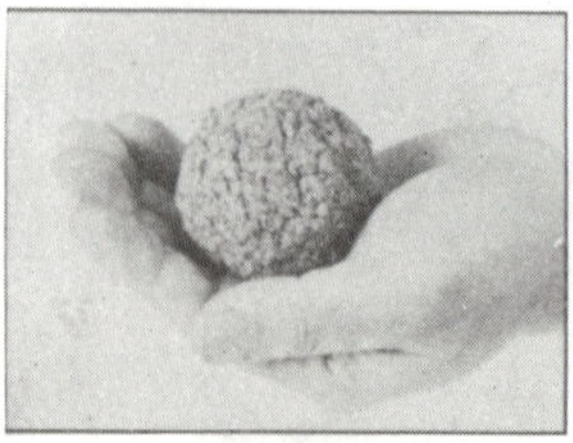

② 테니스 공보다 약간 작게 공쑥을 만든다.

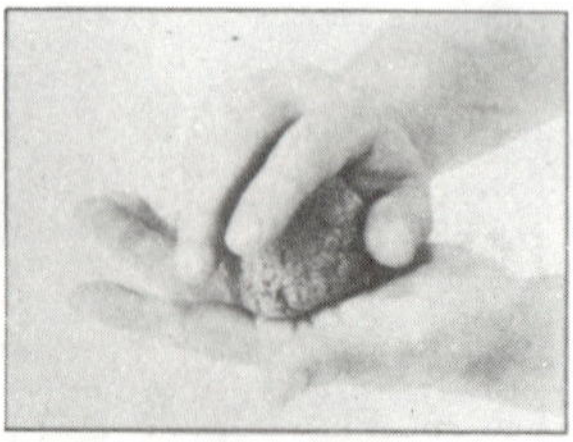

① 손바닥에 한개의 쑥을 얹고

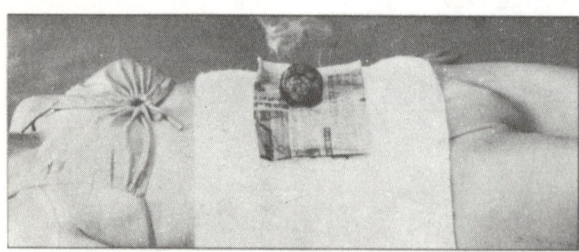

⑤ 배꼽 위에 공쑥을 얹는다. 뜨겁게 되면 적당히 이동시켜도 좋다.

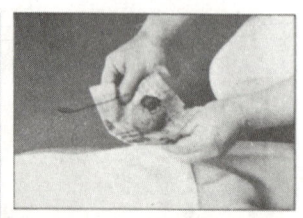

④ 신문지를 5번 접은 것을 물에 적셔서 물기를 빼고 여기에 점화한 공을 얹는다.

## .2 배가 아프다

# 하복부가 아프다

**중대한 병이 아닌지 우선 체크한다**

과음이나 과식으로 인한 대장염, 배의 냉증, 과민성 대장, 혹은 변비로 가스가 차 있을 경우가 많은데, 원인이 이상과 같은 것이라면 그다지 걱정할 필요는 없다. 그러나 식중독이나 적리(赤痢), 콜레라, 충수염 (주로 오른쪽 하복부가 아프다), 대장암, 장결핵, 궤양성대장염, 이동성 맹장(移動性盲腸) 등도 있어 안심을 할 수 없다. 한 번은 의사의 진찰을 받고 확인해 두는 것이 중요하다.

게다가 요관결석(尿管結石 : 신장에서 방광으로 오줌을 보내는 관에 결석이 생기는 병)은 좌우 어느 쪽의 옆구리나 허리가 아프다. 종종 심한 통증과 함께 혈뇨(血尿)를 동반하는 것이 이 병의 특징이다. 또 난관염 (卵管炎), 난소낭종(卵巢囊腫), 자궁외임신, 유산, 자궁내막증(子宮內膜症) 등의 부인병에서도 하복통(下腹痛)을 호소하는 경우가 적지 않다.

이와 같이 하복통을 호소하는 병에는 여러가지가 있으므로 장에 이상이 있다고 믿고 비전문가의 요법에만 의지하는 것은 위험하다. 특히 여성인 경우에는 부인병을 고려하는 것이 중요하고, 특히 임신 가능성이 있는 사람은 유산이나 자궁외임신을 고려해서 의사의 지시를 받지 않으면 안된다.

다음에 소개하는 방법은 걱정할 병이 아니라는 것을 알고 있을 경우나 의사에게 보이기 전의 응급처지로 행하도록 한다.

### 아랫배의 통증을 없애는 등의 지압

등에 있는 비유(脾兪), 삼초유(三焦兪), 신유(腎兪)의 세 가지 급소에 손을 대보면 좌우 어느 쪽인가가 딱딱하게 긴장되어 있다. 이 딱딱해져 있는 쪽의 급소에 지압을 행하도록 한다. 급소의 약간 바깥쪽에 엄지 손가락을 대고, 등골을 향해서 누르듯이 가볍게 압박을 계속하는 것이 중요하다. 비유, 삼초유, 신유의 순(順)으로 위에서 아래로 진행해간다. 한 군데에 20~30초간 실시한다. 3호흡의 간격을 두고 각각 3회 반복해서 행한다.

급소를 찾는 방법은 신유를 기준으로 하면 알기 쉽다. 신유는 늑골의 하단을 잇는 선상으로 등골에서 손가락 폭 2개 정도의 바깥쪽에 위치해 있다. 삼초유는 신유에서 엄지 손가락 폭 1개 정도의 윗쪽에 있고, 비유는 삼초유에서 엄지 손가락 폭 2개 정도 윗쪽에 있다.

### 손바닥으로 배를 따뜻하게 한다

앞 페이지와 마찬가지로 복통일 때는 손바닥을 배에 대고 따뜻하게 한다.

### 뜨겁지 않은 뜸질을 다리에 한다

하퇴(下腿)의 안쪽, 경골(정강이뼈)의 뒤언저리를 손가락끝으로 윗쪽으로 더듬어가면 무릎 밑에 부딪히는 곳이 있다. 이 급소가 음릉천(陰陵泉)이고, 하복부의 이상에 효과가 있다. 이 급소에 3~5장 뜸질을 한다.

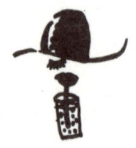

**손바닥으로 아랫배를 따뜻하게 하고, 등의 긴장되어 있는 쪽의 급소를 지압한다.**

## • 아랫배의 통증을 없애는 급소 요법 •

### 지압 방법

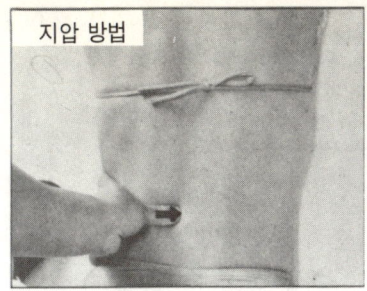

좌우 어느 쪽이든 딱딱하게 경련해 있는 쪽의 급소를 등골을 향해 조르듯이 잠시 압박을 계속한다. 위에서 아래로 진행해 간다.

### 급소 찾는 방법

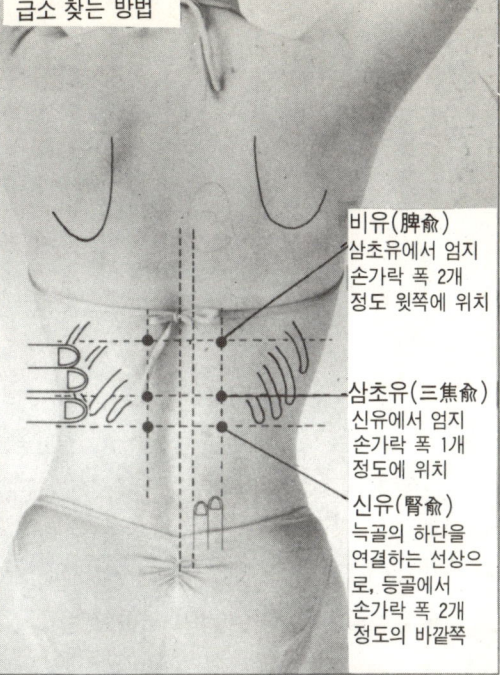

**비유(脾兪)**
삼초유에서 엄지 손가락 폭 2개 정도 윗쪽에 위치

**삼초유(三焦兪)**
신유에서 엄지 손가락 폭 1개 정도에 위치

**신유(腎兪)**
늑골의 하단을 연결하는 선상으로, 등골에서 손가락 폭 2개 정도의 바깥쪽

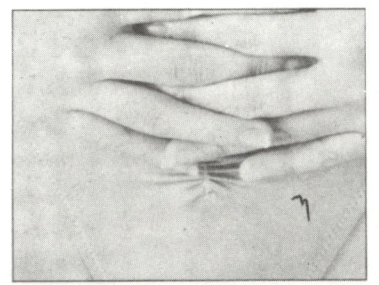

손바닥으로 아랫배를 따뜻하게 한다.

### 뜸질 방법

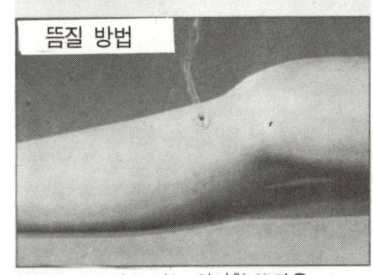

시중에 판매하고 있는 원터치 뜸실을 사용하면 편리.

급소 찾는 방법

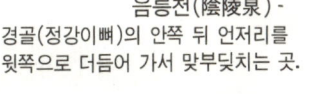

음릉천(陰陵泉) -
경골(정강이뼈)의 안쪽 뒤 언저리를 윗쪽으로 더듬어 가서 맞부딪치는 곳.

경골

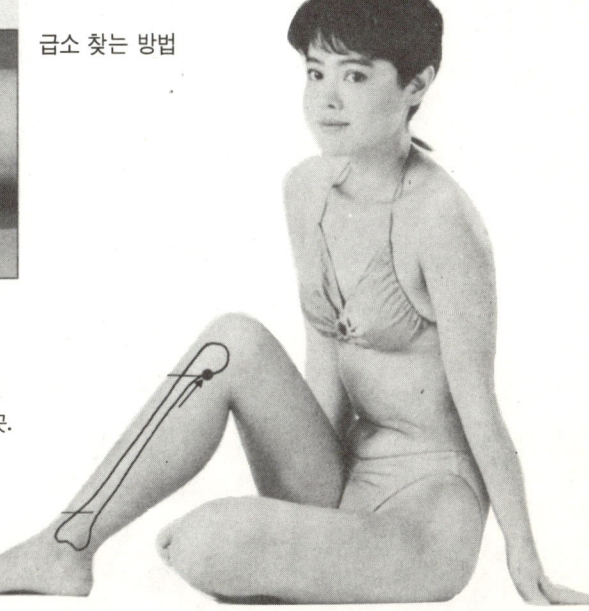

### 3 배가 아프다

# 냉증을 동반한다, 갑자기 아프기 시작한다

**냉증을 동반한 복통일 때는**

배를 차게 하면 종종 복통을 일으킨다. 이것은 차가운 자극에 의해 대장(大腸)이 경련을 일으키기도 하고, 연동(蠕動)이 심해지기도 하기 때문이다. 변비에 걸리기도 하고 반대로 설사를 하기도 한다. 많은 걱정을 하지 않아도 되는 증상이지만 임부일 경우에는 차기 때문에 유산을 초래할 수가 있으므로 주의가 필요하다. 배를 차게 하지 않도록 주의해야 한다.

**밥공기를 사용한 자극법**

높이가 약간 높은 밥공기를 2개 준비한다. 이것을 바닥에 엎어두고, 그 위에 위를 향해 누워서 밥공기의 굽으로 등을 자극한다. 자극하는 포인트는 견갑골 하단으로, 등골의 바로 양쪽이다. 턱을 올렸다 내렸다 하면 적당한 자극이 가해진다.

**발바닥의 자극**

용천(湧泉)은 발바닥의 첫째 발가락과 둘째 발가락 사이를 장심(掌心)쪽으로 더듬어 발끝에서 발뒤꿈치까지 길이의 3분의 1 거리를 발뒤꿈치로 향해 더듬는 곳에 있다. 발가락을 굽히면 제일 움푹 들어간 곳이다. 지압받는 사람은 위를 향해 눕고, 지압하는 사람은 발끝에 등줄기를 펴고 똑바로 앉는다. 발끝을 손바닥으로 감싸듯이해서 엄지 손가락을 발바닥으로 돌려 용천에 2~3분간 대고 있는다. 힘을 줄 필요는 없다.

### 갑자기 심한 복통은 주의가 필요

갑자기 심한 복통을 호소하는 증상을 급성복통(急性腹痛)이라 한다. 소화기의 병으로는 위·십이지장궤양의 천공, 급성췌염(急性膵炎), 급성 담낭염(急性膽囊炎), 담석증(이상은 주로 상복부가 아프다), 대장게실(大腸憩室)의 천공(穿孔), 장폐색(腸閉塞), 급성 충수염(주로 하복부가 아프다) 등을 생각할 수 있다. 그 밖에 요로결석(尿路結石)이나 자궁외임신, 자궁내막증, 난소낭종 등도 있고 고연령에서는 협심증(狹心症)이나 심근경색(心筋梗塞), 해리성 대동맥류(解離性大動脈瘤), 장간막동맥혈전(腸間膜動脈血栓) 등의 우려도 있다.

이들의 병은 위급하므로 구급차를 불러 급히 의사의 진찰을 받지 않으면 안된다.

### 응급처지에는 다리의 뜸질이 좋다

갑자기 심하게 아플 때는 급히 의사의 진찰을 받지 않으면 안된다. 의사에게 보이기까지의 처치로써 왼쪽 다리의 양구(梁丘)에 뜸질을 하면 고통이 사라진다.

양구는 종지뼈(슬개골)의 위, 바깥쪽 모퉁이에서 손가락 폭 2개 정도 위에 있다. 이 급소에 15~20장 뜸질을 한다. 쑥을 피라밋형으로 둥글게 한 지열(知熱)뜸질이나 시중에서 팔고 있는 간단히 할 수 있는 뜸질이라도 상관없다.

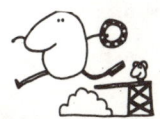

등골 양쪽에 밥공기를 엎고 그 위에 누워서 견갑골 하단의 높이를 자극한다.

## • 냉증이나 오한을 동반하는 복통을 진정시키는 방법 •

### 밥공기를 사용한 자극

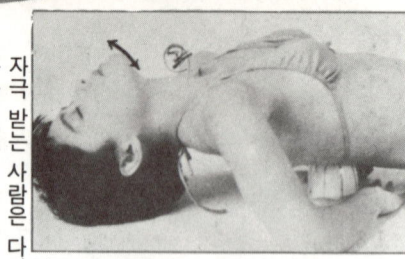

밥공기 2개를 좌우의 포인트에 맞추어서 손으로 지탱한 채 체중을 고정시키고, 턱을 올렸다 내렸다 한다.

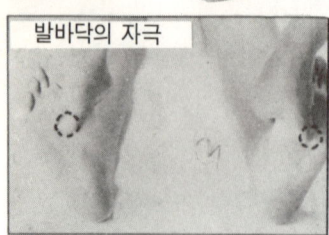

발바닥의 자극

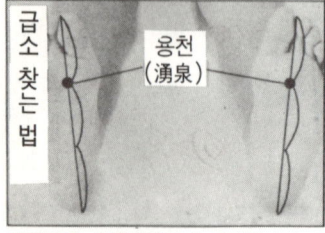

급소 찾는 법 — 용천(湧泉)

자극 받는 사람은 다리를 쭉 펴고 앉는다. 자극하는 사람은 발끝 부근에 똑바로 앉는다. 허리를 펴고 손바닥으로 엄지발가락을 감싸듯이 해서 엄지손가락을 용천에 댄다. 엄지손가락에는 힘을 가하지 않아도 된다.

발바닥의 첫째발가락과 둘째발가락 사이를 장심(掌心)쪽으로 가서 발끝에서 발뒤꿈치까지 길이의 $\frac{1}{3}$ 거리로, 발뒤꿈치를 향해서 간 곳. 발끝을 굽히면 가장 움푹 패인 곳이다.

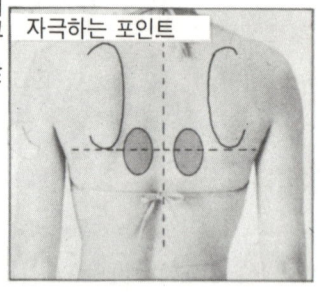

자극하는 포인트 — 견갑골 하단의 높이로 등골의 양쪽

뜸질하는 방법
원터치 뜸질을 사용해서 뜸질을 한다.

급소 찾는 법

양구(梁丘)
무릎의 종지뼈(슬개골)의 바깥쪽 위의 모퉁이에서 손가락 폭 2개 정도 윗쪽

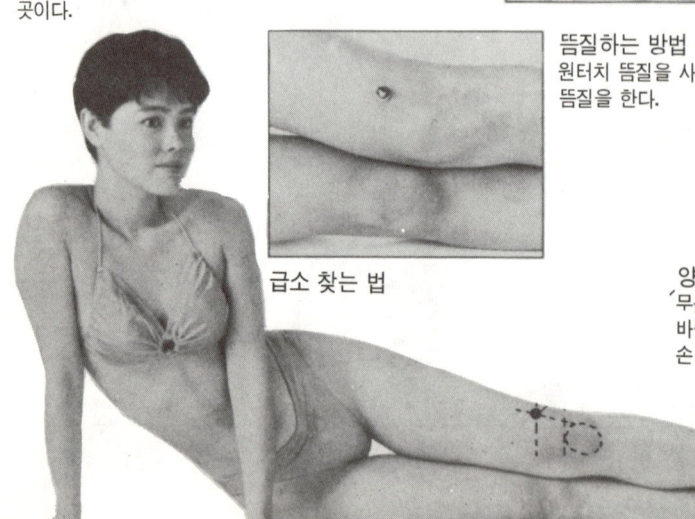

## ✱ 변비가 계속될 때

# 변비가 계속되고 있다

### 변비 치료의 3대 원칙은

변비에도 몇 종류가 있다. 하지만 가장 많은 것은 이완성변비(弛緩性便秘)라는 습관성 변비이다. 장(腸)이 힘이 없고 축 늘어져 있어서 내용을 운반할 능력이 부족하기도 하고, 배변을 늘 참고 있는 탓으로 느낌이 둔화되고 있기 때문에 발생한다.

이 타입의 변비는 거의 대부분 증상이 없으므로 방치해 두는 경우가 절반이다. 그러나 변비는 대장암이나 대장게실(大腸憩室) 등 대장병의 원인이 되는 경우 이외에 두통, 어깨결림, 고혈압, 부스럼, 피부 거칠음 등에도 관계가 있다고 일컬어진다. 변비는 건강상 아무 것도 좋은 것이 없으므로 빨리 치료해 두는 것이 좋다.

또 대장암 때문에 변의 통과가 방해받아 변비가 되는 수도 있다. 어느 때부터 갑자기 완고한 변비가 시작되었다면 전문의에게 보이고 검사를 받아야 한다.

변비 치료의 기본은 다음 세 가지이다.

① 매일 정해진 시간에 배변 습관을 들인다(특히 식사 후엔 음식물을 먹은 자극으로 변을 보고 싶은 생각이 쉽게 든다).

② 채소나 해조류 등 식물섬유를 많이 포함한 식품을 충분히 섭취한다(식물섬유는 소화 흡수되지 않으므로 변량이 늘어서 그 자극으로 용변을 보고 싶은 생각이 쉽게 든다. 또 식물섬유는 수분을 함유해서 변을 적당히 부드럽게 유지하는 기능도 있다).

③ 적절한 운동을 한다(운동은 그 자극으로 장의 연동운동을 활발하게 하는 것 이외에 근육이 달라 붙어서 느슨해져 있던 대장을 지탱함과 동시에 배에 힘을 줄 수 있다).

### 배꼽 주변의 마사지

배꼽 주변을 손끝으로 나선을 그리면서 'ᑎ'의 형태로 마사지한다. 배꼽 밑에서 시작되고, 똑바로 하복부로 내려가서 오른쪽 하복부를 돌아 배꼽의 위, 왼쪽 하복부, 하복부를 시계 바늘과 같은 방향으로 돈다. 양손의 손끝을 겹쳐서 배가죽을 비비는 정도의 가벼운 자극으로 큰 원을 그리듯이 마사지한다. 취침 전에 잠자리 속에서 실시하는 것이 특히 효과적이다. 아침 식사 후 화장실에 가기 전에 20~30회 실시하면 용변하고 싶은 생각이 쉽게 든다.

### 앙금질(깨금발) 뛰기

우선 오른발로 5~6회 정도 앙금질 뛰기를 한다. 다음에 왼발로 5~6회, 좌우 교대로 이것을 3~5회 되풀이한다. 마지막은 반드시 왼발로 끝내야 한다. 진동이 장에 자극을 주어 연동운동을 촉진시키며 일상생활의 운동부족 해소에도 안성마춤이다.

이러한 마사지나 앙금질 뛰기를 하기 전에 차가운 물이나 우유를 마셔두면 더욱 효과적이다.

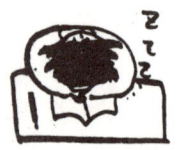

> 배변을 습관들인다. 식물성 섬유를 섭취한다. 운동을 한다. 여기에 마사지를 한다.

## •변비를 치유하는 마사지와 체조•

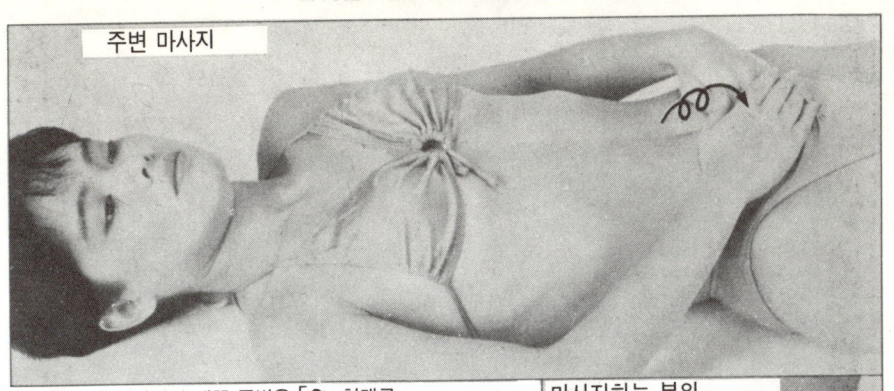

### 주변 마사지

배꼽 밑에서 시작되어 배꼽 주변을 「の」형태를 그리듯이 마사지한다.

### 마사지하는 부위

### 마사지 방법

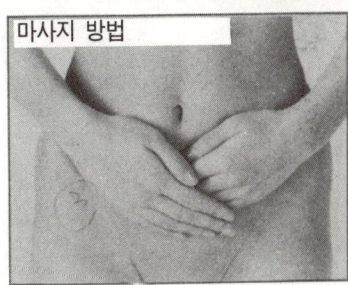

손끝을 겹쳐 나선을 그리면서 배꼽 주변을 마사지한다.

### 깨금발 뛰기

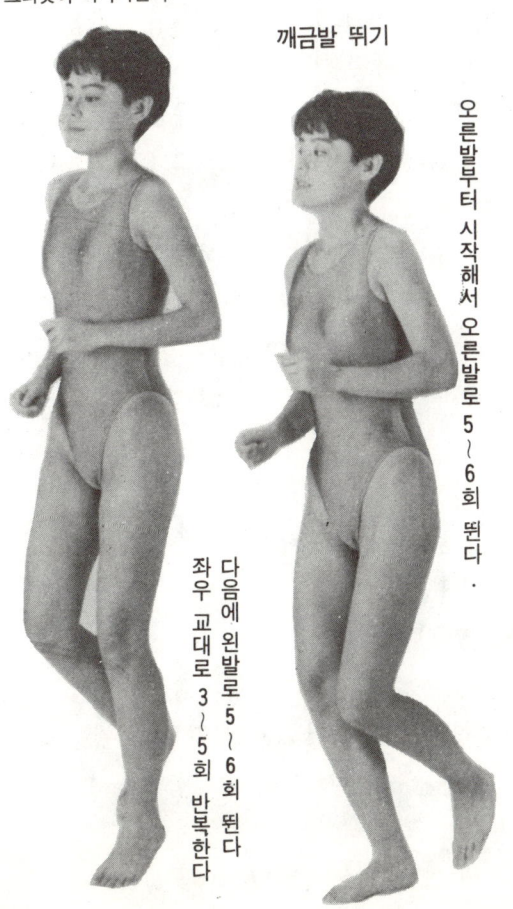

오른발부터 시작해서 오른발로 5~6회 뛴다.

다음에 왼발로 5~6회 뛴다 좌우 교대로 3~5회 반복한다

## ① 위약체질을 변화시키는 일상대책

# 마사지

**급소요법은 왜 효과가 좋은 것인가?**

'오장육부'라는 말을 들은 적이 있을 것이다. 동양의학에서는 이 오장육부가 정확히 활동하고 있으면 건강은 유지된다고 생각하고 있다. 그 활동의 기초가 되는 것이 체내를 순환하는 '기(氣)'라고 불리우는 에네르기이며, '기(氣)'가 흐르는 통로를 '경락(經絡)'이라고 하고 그 요소요소에 급소(경혈)가 수없이 많이 위치해 있다.

병은 이 에네르기의 흐름이 침체되어 오장육부의 활동이 흐트러지기 때문에 생기는 것이다. 그 중에서도 가장 막히기 쉬운 장소가 급소라고 되어 있다. 에네르기가 침체되어 있는 급소에는 응어리나 통증, 압통(壓痛), 위화감(違和感), 냉증, 힘줄 당김 등이 나타나게 되므로 그것을 발견함에 따라서 병을 발견하기도 하고, 진단할 수도 있다. 또 그 급소에 자극을 가하는 것에 의해서 병을 치료할 수 있다.

급소를 자극하는 방법에는 침술, 뜸질, 지압 등 여러가지가 있고 마사지는 그 밖의 손재주를 통합해서 말한다.

**배를 누르면서 주무르기(안압; 按壓)**

위약(胃弱) 체질인 사람은 '임맥(任脈)', '위경(胃經)'이라 불리는 경락(經絡)에 에네르기의 침체가 보여진다. 그 중에서도 위장(胃腸)의 기능과 관계가 있는 급소가 많은 배 부분을 누르면서 주물러 보자.

① 임맥(任脈), 누르면서 주무르기

임맥은 회음(會陰)을 비롯해서 배, 가슴의 정중선(正中線)을 통과해서 혀에 달하고 있지만, 그 중에서 명치에서부터 하복부의 치골(恥骨)까지를 자극한다. 양손의 손끝을 가지런히 해서 명치에 갖다 대고 숨을 토해내면서 배를 누른다. 다음에 숨을 들이마시면서 손의 힘을 푼다. 뱃가죽을 비비면서 손의 위치를 2~3㎝ 내려 마찬가지로 숨을 토해내며 누르고, 숨을 들이마시면서 힘을 푼다. 이것을 치골(恥骨) 위까지 실시한다.

② 위경(胃經), 누르면서 주무르기

위경(胃經)은 머리부터 발끝까지의 긴 경락(經絡)이지만 이 중에서 늑골 밑에서 서경부 위까지를 자극한다. 배의 정중선에서 손가락 폭 3개 정도의 바깥쪽, 늑골의 바로 밑부분에 좌우의 손끝을 댄다. 임맥을 주물러 마찬가지로 숨을 토해내면서 손끝으로 배를 누르고 숨을 들이마실 때는 손의 힘을 뺀다. 피부를 비비면서 조금씩 밑으로 내려가 서경부(鼠徑部)의 위까지 실시한다.

**발가락과 발목 주물러서 풀기**

위약(胃弱)인 사람 중엔 발가락이나 발목 관절이 딱딱한 사람이 많고, 이 부분을 잘 주물러 풀면 위의 활동도 활발해지고 증세가 편안해진다. 발목 관절을 안쪽에서 바깥쪽으로 빙빙 돌려서 부드럽게 한다. 다음에 손가락으로 발을 조이고 굽혔다 폈다 하며 주물러서 푼다.

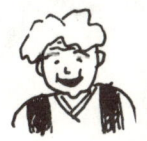

**배의 중앙에서 손가락 폭 3개 만큼의 양쪽, 늑골에서 서경부까지를 손끝으로 누른다.**

## • 배와 발가락의 마사지 •

**주무르는 방법(임맥)**

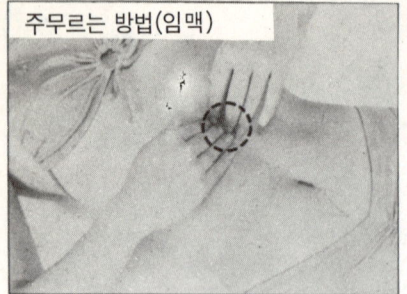

양 손의 손끝을 사용해서 명치에서 치골(恥骨) 위까지, 위에서 아래를 향해서 주물러 간다.

**주무르는 부위**

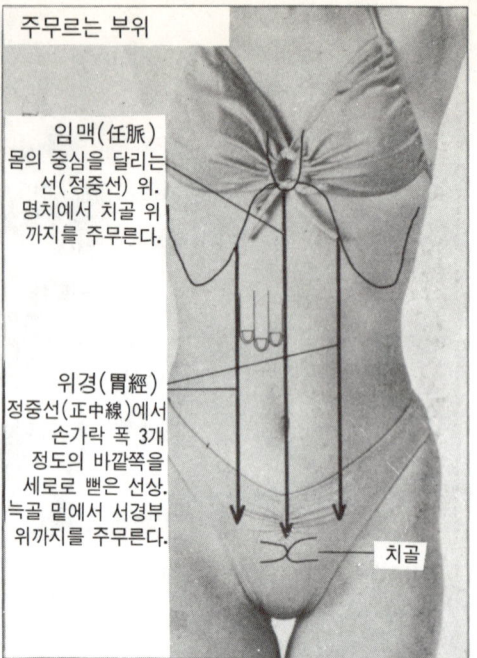

**임맥(任脈)**
몸의 중심을 달리는 선(정중선) 위. 명치에서 치골 위까지를 주무른다.

**위경(胃經)**
정중선(正中線)에서 손가락 폭 3개 정도의 바깥쪽을 세로로 뻗은 선상. 늑골 밑에서 서경부 위까지를 주무른다.

치골

**주무르는 방법(위경(胃經))**

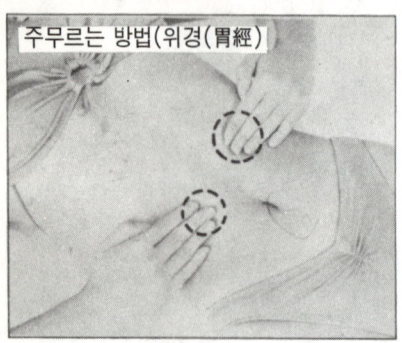

양손의 손끝을 사용해서 늑골 밑에서 서경부(鼠徑部) 위까지, 위에서 아래로 주물러 간다.

발가락과 발목을 주물러서 푼다.

발목을 빙빙 돌려서 발목의 관절을 부드럽게 한다. 양발 모두 정성들여서.

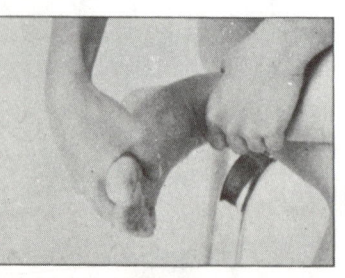

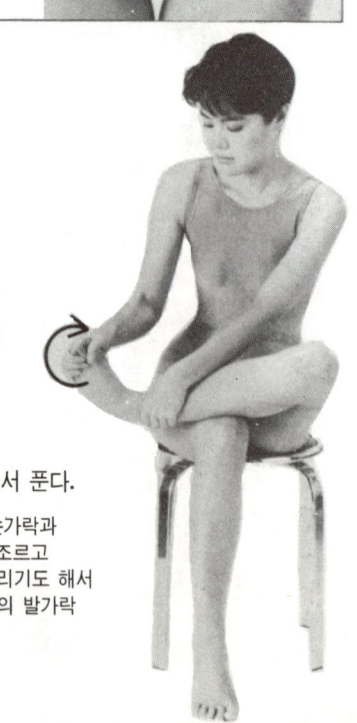

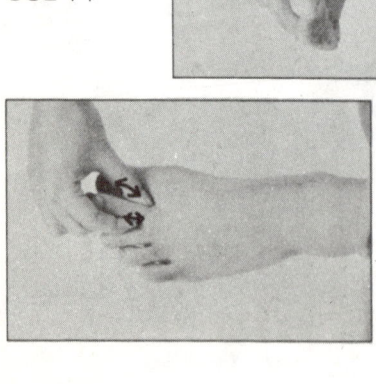

발가락을 주물러서 푼다.

발가락을 엄지 손가락과 인지로 양쪽에서 조르고 굽히기도 하며, 돌리기도 해서 주물러 푼다. 좌우의 발가락을 모두 행한다.

## ② 위약체질을 변화시키는 일상대책

# 지압

### 체질을 조금씩 개선하자

위가 약한 사람은 대개 야윈 형이고, 소위 무력체질(無力體質)이 절반을 차지한다. 내장 전체가 하수(下垂)해 있고, 위(胃)도 축 늘어져 내려가 있으므로 먹은 것이 느슨해진 부분에 쌓여 물리적으로 장(腸) 쪽으로 흘러가기 어렵게 되어 있는 것이다. 체질 때문이므로 약으로는 좀처럼 좋아지지 않는다.

이러한 사람들에게 급소 치료를 실시하면 위장(胃腸)의 기능이 활발해져 먹은 음식이나 소화흡수가 잘되어 영양을 섭취할 수 있으므로 서서히 살이 찔 수가 있다. 몸에 지방이나 살이 찌면 내장(內臟)이 그것으로 인해서 지탱되고 하수한 상태가 개선된다. 그 결과, 위장의 기능이 좋아지게 되며, 영양 흡수가 점점 높아져서 위약(胃弱)이 조금씩 개선되기 시작하는 것이다.

### 등골 양쪽의 지압

위약(胃弱)체질인 사람은 종종 등골 양쪽이 긴장해서 딱딱해져 있다. 등골의 양쪽에는 방광경(膀胱經)이라는 경락(經絡)이 통과하고, 여기에는 각 장기(臟器)를 취급하는 경락에 에네르기를 주입하는 유혈(穴血)이라는 급소가 나열되어 있다. 위약체질인 사람은 위장의 기능이 약할뿐만 아니라 관련된 각 장기의 기능에도 부조(不調)가 있으므로 각각의 유혈에 이상이 나타나게 되고, 등줄기가 긴장해서 딱딱해지는 것이다. 이 긴장을 지압으로 느슨하게 하면 각 장기의 에네르기의 순환이 좋아져서 전신의 기능이 활발해져 위의 기능도 개선할 수 있는 것이다.

등골에서 손가락 폭 2개 정도의 바깥쪽에 있는 곳을 견갑골 밑에서 요골(腰骨) 위까지 지압하도록 한다.

지압을 받는 사람은 엎드린다. 지압하는 사람은 그 위에 다리를 걸치고 서서 등골 양쪽에 양손의 엄지손가락을 대고 숨을 내쉬면서 압력을 가한다. 누른다기 보다 엄지 손가락에 체중이 쏠리게 하는 정도로 받는 사람이 기분 좋을 만큼의 강도로 누르는 것이 기본이다. 위에서 아래로 2~3회 실시한다.

**다리의 지압**

위경(胃經)이라 불리는 경락(經絡)은 영양 섭취를 담당하는 경락으로, 위장병일 때에 이상이 잘 나타난다. 이 경락을 자극해서 에네르기의 순환을 잘하면 위장의 기능도 활발해진다. 여기에서는 다리 부분의 위경의 자극법을 소개한다.

위경은 정강이뼈(경골)의 바깥쪽 언저리를 통과하고 있다. 무릎 아래부터 발목까지 양손의 엄지 손가락을 겹쳐 체중을 쏠리게 하면서 강하게 지압한다. 위에서 아래로 2~3회 실시한다.

자신이 혼자 자극할 때는 위를 향해 누워서 반대 발의 뒤꿈치로 위경(胃經)을 때린다. 약간 강하게 무릎부터 발목으로 2~3회 되풀이한다.

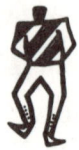

등골 양쪽을 지압해서 근육의 긴장을 풀고, 정강이뼈(경골) 언저리를 강하게 자극한다

## •등줄기와 다리의 지압 방법•

### 지압 방법

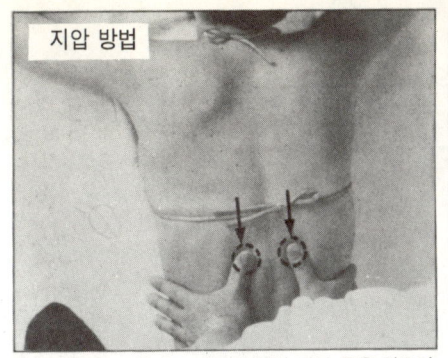

등골 양쪽을 등줄기를 펴듯이 해서 기분 좋은 정도의 세기로 지압한다.

### 지압하는 자세

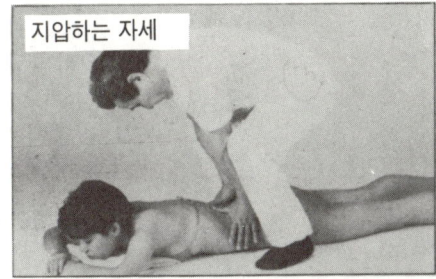

지압을 받는 사람은 엎드리고, 지압하는 사람은 등을 넘은(가랑이 벌리고) 자세를 취해서 엄지손가락의 지문 부분에 체중을 쏠리도록 해서 지압한다.

### 지압하는 방법

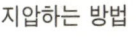

양손의 엄지손가락을 겹쳐서 체중을 지탱하고, 강하게 지압한다.

### 지압하는 부위

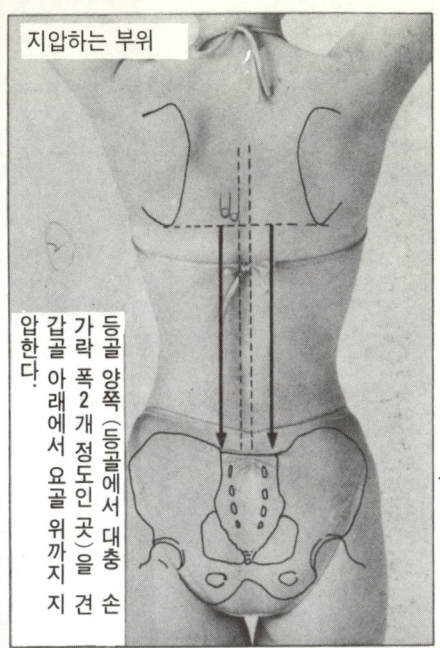

등골 양쪽(등골에서 대충 손가락 폭 2개 정도인 곳)을 갑골 아래에서 요골 위까지 지압한다.

### 지압하는 부위(다리)

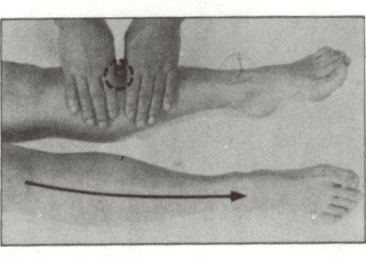

다리의 위경(胃経) 정강이뼈(경골) 바로 바깥쪽 언저리

### 발 뒤꿈치로 때려도 좋다.

위를 향해 누워서 한쪽 다리의 위경을 반대발 뒤꿈치로 때려서 자극한다. 위에서 아래로 약간 강하게.

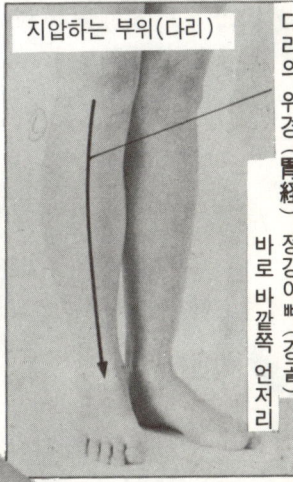

### ③ 위약체질을 변화시키는 일상대책

# 뜨겁지 않은 뜸질

**위약(胃弱)에 효과가 있는 전통 찜질**

'여섯 군데 찜질'이라는 것은 옛날부터 전해지고 있는 예날식의 뜸질로 위약(胃弱)개선에 효과가 있다고 일컬어져 왔다. 격유(膈兪), 간유(肝兪), 비유(脾兪), 이 세 가지의 급소와 좌우 합쳐 여섯 군데에 계속해서 찜질을 한다.

격유는 기관지염, 천식, 식욕부진, 노이로제, 위염, 신경성 구토 등 여러 가지 병의 치료와 증상의 개선에 이용된다.

간유는 간장(肝臟), 소화기(消火器), 근육(筋肉), 눈병, 초조, 노이로제, 불면증 등의 치료에 사용된다.

비유는 소화기전반(消化器全般), 당뇨병(糖尿病), 황달, 건망증, 노이로제, 불면증 등의 치료에 빠뜨릴 수 없는 급소이다.

이 세가지는 모두 소화기에 관계가 깊고 노이로제 등의 신경성에도 중요한 급소이다.

여섯 군데 찜질은 심신 양면(心身兩面)에서의 치료라고 말할 수 있겠다.

**급소 찾는 방법과 찜질하는 방법**

격유는 견갑골 하단을 잇는 선상으로 등골에서 손가락 2개 정도의 바깥쪽에 위치해 있다.

간유는 격유에서 손가락 폭 3개 정도 아래에 위치해 있다.

비유는 간유에서 손가락 폭 3개 정도 밑부분에 해당된다.

엄지손가락의 지두대(指頭大)의 피라밋형으로 단단하게 한 쑥을 여섯 군데의 급소에 둔다. 피부에 대는 면을 물에 약간 적셔두면 미끄러져서 위치가 바뀌거나 떨어지는 일이 없다.

이 여섯 군데의 뜸질의 중요한 포인트는 뜸질해가는 순서에 있다.

오른쪽의 비유에서 시작해서 왼쪽의 간유(肝兪), 오른쪽 격유(膈兪)로 계단 형태로 진행되며, 뒤이어 밑으로 내려가서 이번에는 왼쪽의 비유, 오른쪽의 간유, 왼쪽의 격유의 순서로 찜질해간다.

먼저 불을 붙인 쑥이 반쯤 탔을 무렵, 다음 쑥에 불을 붙여 뜨거우면 제거한다. 이것을 3~5장(각각의 급소에 3~5회) 실시한다.

**뜨겁지 않은 여러가지의 뜸질**

① 지열(知熱) 뜸질

쑥을 피라밋형으로 단단하게 해서 그것을 직접 피부 위에 두고 불을 붙여 뜨거우면 제거하는 방법이다.

쑥의 크기는 뜸질하는 장소에 따라 다르다.

② 마늘 뜸질이나 생강 뜸질

마늘이나 생강을 6mm 정도로 둥글게 썬 다음, 그 위에 쑥을 피라밋형으로 단단하게 해서 급소에 두고 불을 붙인다.

마늘이나 생강의 유효성분은 체내에 침투한다고 일컬어지며 함유되는 따뜻한 기온의 작용으로 열이 깊숙히 들어간다.

이 외에 시판되는 간단한 찜질을 이용해도 좋을 것이다.

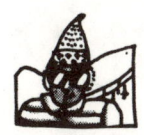

전통 뜸질이 좋다. 등의 6군데를 순서대로 찜질해 간다.

## • 뜨겁지 않은 뜸질하는 방법 •

**뜸질의 종류**
① 지열(知熱)뜸질

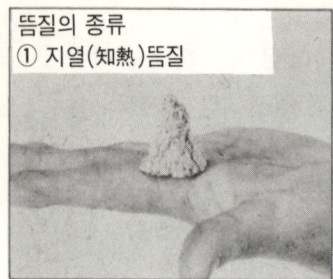

쑥을 피라밋형으로 만든다.

**뜸질 종류**
마늘뜸질과 생강뜸질

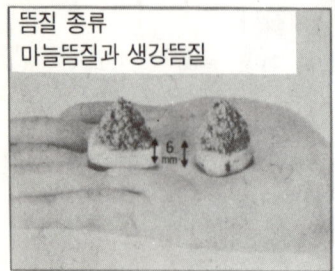

마늘(右)과 생강(左)을 모두 6mm정도의 두께로 둥글게 썰어서 그 위에 쑥을 얹어 점화한다.

**뜸질(위의 여섯 군데 뜸질)하는 부위와 순서**

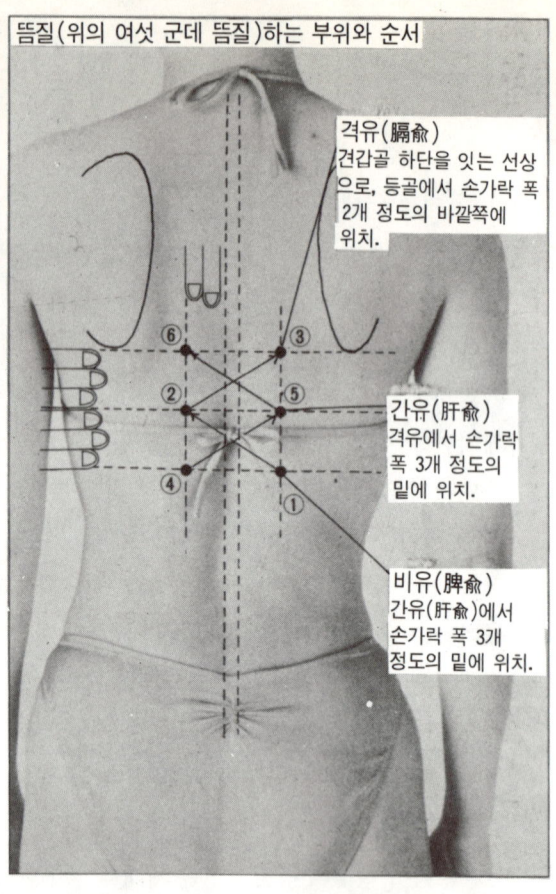

**격유(膈兪)**
견갑골 하단을 잇는 선상으로, 등골에서 손가락 폭 2개 정도의 바깥쪽에 위치.

**간유(肝兪)**
격유에서 손가락 폭 3개 정도의 밑에 위치.

**비유(脾兪)**
간유(肝兪)에서 손가락 폭 3개 정도의 밑에 위치.

### 여섯 군데 뜸질하는 방법

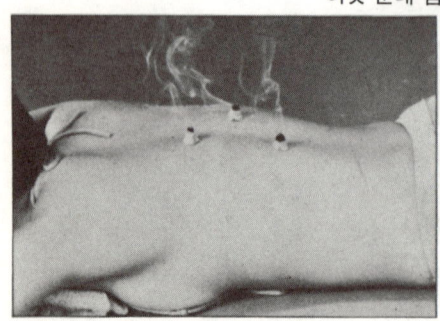

뜨거워지면 하나씩 제거한다.

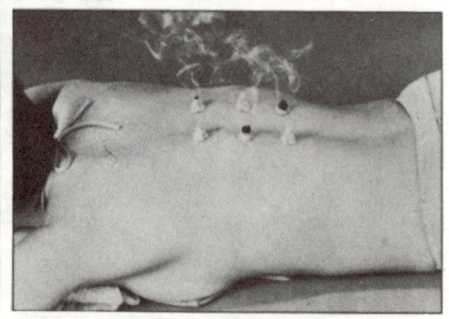

처음의 쑥이 반쯤 정도 탄 쑥에 점화해 순서대로 6군데의 급소에 뜸을 한다.

## ④ 위약체질을 변화시키는 일상대책

# 체조

### 스트레스 해소에도 도움이 된다

위약(胃弱)체질의 개선에는 운동이 중요하다. 운동에 의해서 몸에 근육이 붙으므로 위를 기초로 하는 내장의 하수(下垂)가 개선되어 각각의 기능도 활발해진다. 운동은 또 스트레스 해소에도 도움이 된다. 위약(胃弱)으로 괴로워하고 있는 사람은 대개가 신경질적이며, 사물을 이것 저것 생각하는, 스트레스를 쌓이게 하기 쉬운 타입의 사람인데 운동이 그 스트레스를 발산해주기 때문이다. 운동을 하면 배가 고파서 식욕이 생기는 효과도 있다.

어떠한 운동이라도 상관없지만 여기서는 특히 위약(胃弱)체질의 개선에 적합한 체조를 소개한다. 매일 빠지지 말고 실시할 마음가짐을 가져라.

### 뒤로 네발 기기

손을 뒤로 짚고, 발은 무릎을 굽힌 상태로 '뒤로 네발 기기'를 한다. 어깨, 등, 허리가 수평으로 일직선이 되도록 하는 것이 중요하다. 배근육이 긴장해서 위장(胃腸)에 자극을 주므로 위장의 기능이 활발해진다. 또한 근육에 힘이 붙어 내장의 하수(下垂)를 개선한다. 2~3분 정도 계속할 수 있도록 노력한다. 이대로의 자세로 방안을 돌아다니는 것도 좋은 방법이다.

### 다리 올리기

마찬가지로 배근육을 강하게 하는 체조이다. 위를 향해 누워 다리를 똑바로 펴고 무릎을 굽히지 않도록 해서 다리를 30도 각도로 들어올리고는 그대로의 자세를 유지한다.

### 윗몸 일으키기

마찬가지로 위를 향해 누워서 양 손을 머리 밑으로 깍지낀다. 누군가에게 발끝을 잡게 하고 상체를 30~45도 각도로 일으켜서 그 자세를 한참 동안 지속한다.

만일 도와줄 사람이 없다면 책상다리 등으로 발끝을 지탱하고 실시하는 것이 좋을 것이다. 역시 배근육을 강화한다.

### 질질 끌어 떨어뜨리기

이 체조도 도와줄 사람이 필요하다. 엎드려서 손을 똑바로 위로 편다. 도와줄 사람은 머리쪽에 서서 편 손목을 양손으로 잡고 끌어 올려 체조하는 사람의 상체를 뒤로 젖히게 해서 그대로 20~30cm 끌어당긴 후에 손을 놓아 떨어뜨린다. 1회 행하는 것만으로 충분하다.

손이나 옆구리 등의 근육이 긴장해 있던 것이 이 체조로 쭉 펴져 느슨해진다. 등골도 펴고 신경에 자극을 주므로 소화기의 기능도 활발해진다.

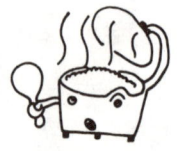

배근육을 단련하는 체조와 손, 옆구리, 등의 근육의 긴장을 푸는 체조를 한다.

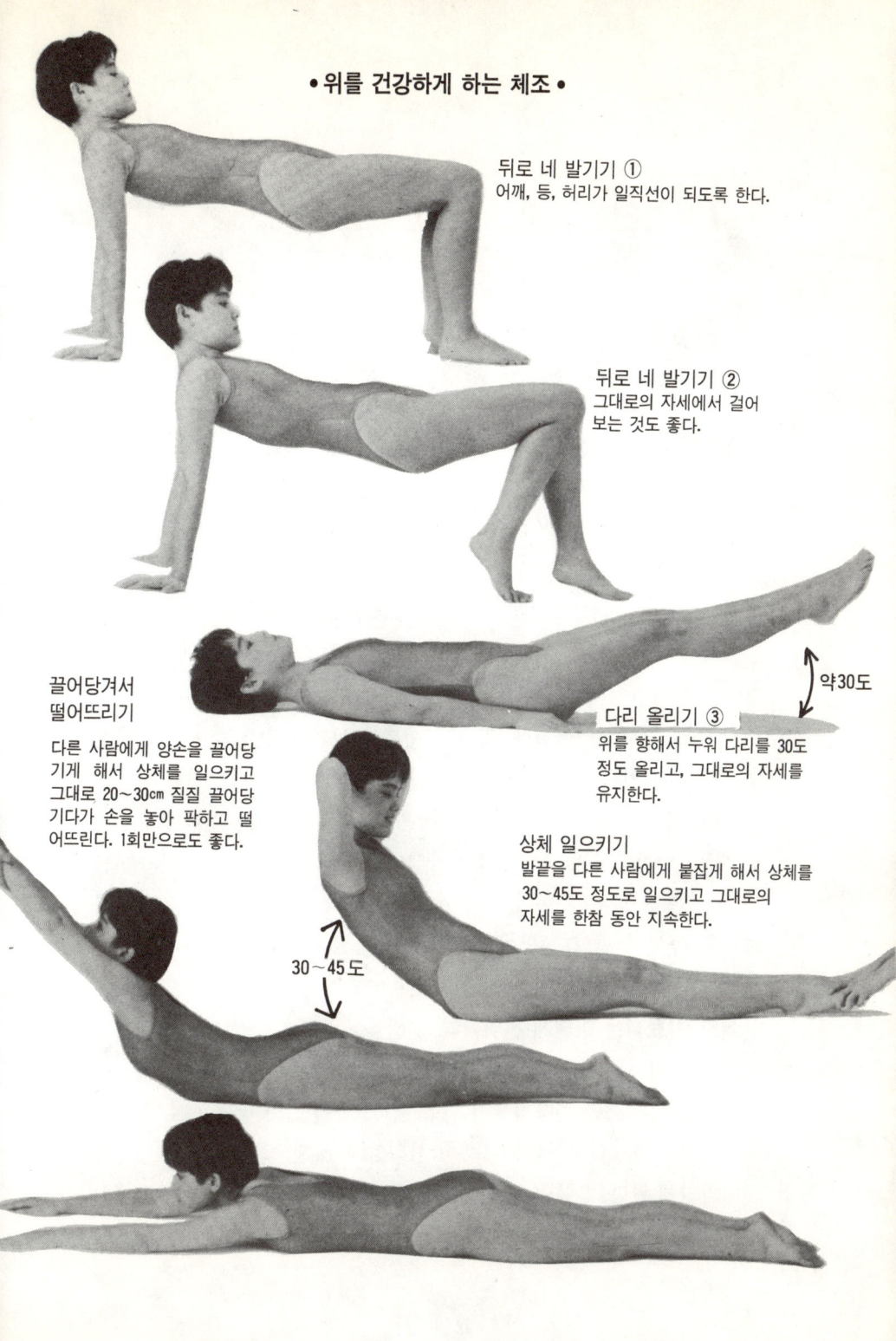

## 위약체질을 변화시키는 일상대책

# 식사

### 소화가 잘되는 것을 먹는 것이 원칙이지만

일반적으로 말하는 위약(胃弱)이란 위에 들어온 음식물을 위에서 장으로 보내는 능력이 약하기 때문에 발생한다. 그러므로 위에 머무는 시간이 짧은(소위 소화가 잘되는)식품을 섭취하도록 노력하고, 그 후에는 소화약의 도움을 빌리는 것이 위약체질을 고치는 최선의 대책이 된다.

그러나 우리들의 몸은 사용하지 않고 있으면 점점 쇠퇴해진다. 위장에 있어서도 마찬가지로 소화가 잘되는 것을 조금이라도 섭취하지 않으면 위의 소화능력이 떨어진다. 영양도 충분히 섭취할 수 없으므로 체력이 떨어져 위의 기능도 쇠퇴에 박차를 가하는 결과에 그치고 만다.

그러므로 위에 머무르는 시간이 짧은 식품을 섭취하는 것이 중요하지만, 위의 소화력이 활발해지기 시작했다면 조금씩 체류시간(滯留時間)이 긴 식품을 섭취하도록 힘써야 한다. 위에 어느 정도 부담을 주어 위의 능력을 높여서 만일 부담이 너무 클 때는 소화약의 도움을 빌리도록 하면 좋은 것이다.

### 식사 치료법은 이렇게 진행한다

식품의 위의 체류시간이다.

영양소별로 보면 탄수화물이 가장 짧고, 단백질, 지방 순으로 길어진다. 그러나 그렇다고 해서 지방을 섭취하지 않게 되면 영양의 균형을 잃어버리게 된다. 영양의 균형을 생각해서 체류시간이 짧은 것을 잘 편성할 수 있도록 궁리하는 것이다.

옛날부터 일컬어져 왔듯이 반숙란(半熟卵)이나 흰 물고기는 비교적 체류시간이 짧고, 소화가 잘 되므로 적극적으로 이용하면 좋을 것이다. 밥이라도 진밥, 죽, 미음 순으로 부드러운 것일수록 체류시간이 짧아지게 된다. 또 무우나 참마에는 소화효소인 디아스타제가 포함되어 있으므로 위약체질인 사람의 식탁에 많이 차렸으면 한다.

**비타민을 포함한 식품도 잊지 말고**

특히 강조하고 싶은 것은 스트레스 해소를 항상 주의하라는 것이다. 그것에 가장 효력 있는 방법이 운동이다. 운동은 스트레스 해소에 도움이 되는 것 외에 쾌면할 수 있게 되어 체력을 길러주고 식욕을 증진시키는 효과가 있다.

식품으로는 항스트레스 작용이 있는 비타민A, C, E이 포함된 것을 충분히 섭취하도록 하라. 간(肝)에는 이 세가지 비타민이 모두 함유되어 있으며, 그 밖에도 모든 비타민이나 미네날이 풍부하므로 꼭 활용해야 한다. 비타민A와 C는 녹황색 채소, 비타민 E는 어류에서 섭취하도록 한다.

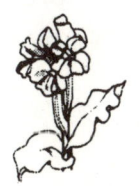

> 소화가 잘되는 것에서 시작해서 위를 강하게 하여 항스트레스 비타민을 적극적으로 섭취한다.

## ① 설사병 체질을 고치는 지혜

# 마사지

### 배를 눌러 주무른다

배의 정중선상(正中線上), 배꼽에서 손가락 폭 2개 정도 위에 수분(水分)이라는 급소가 있다. 이 급소에 양 손의 손끝을 대고 숨을 토하면서 양손을 천천히 배에 쑤셔넣듯이 해서 압박한다. 그리고 팍, 하고 손의 힘을 빼면서 숨을 들이마시며 배를 원상태로 되돌린다.

다음에 배꼽 주위에 손끝을 대고 마찬가지로 해서 배를 압박하고 팍, 하고 되돌린다.

이렇게 해서 수분(水分)에서 치골(恥骨) 위까지 위에서 아래 순서로 눌러간다. 배를 원상태로 되돌릴 때는 손에 힘을 빼기만 하고 배에서는 손을 떼지 않도록 하는 것이 요령이다.

배의 정중선(正中線)에는 임맥(任脈)이라는 경락이 통과하고, 하복부에는 배꼽, 기해(氣海), 관원(關元) 등 소화기의 기능과 관계가 있는 급소가 위치하고 있다.

이 경락(經絡)을 자극하면 임맥의 에네르기의 순환이 원활하게 되어 소화기의 기능도 개선된다.

또 배에 손을 쑤셔넣듯이 하므로 장이 자극을 받아 장의 기능이 좋아진다.

### 대퇴(大腿)를 주물러서 푼다

설사 체질인 사람은 일반적으로 대퇴부가 긴장해서 단단해져 있다. 이 부분을 잘 주물러서 풀면 장의 기능이 고르게 되어 설사 체질도 개선된다.

대퇴부(大腿部)에는 위경(胃經), 비경(脾經), 방광경(膀胱經), 신경(腎經), 담경(膽經), 간경(肝經) 등의 경락(經絡)이 평형으로 뻗어서 급소도 많이 있으므로 주물러 풀면 이들 경락의 에네르기의 순환이 좋아지고 온몸의 기능이 활발해지는 것이다.

설사는 종종 냉증을 동반해서 발생한다. 또 배나 발의 냉증이 설사의 원인이 되는 경우도 자주 있다. 이것은 혈액순환이 불충분하기 때문이다.

대퇴(大腿)를 주물러서 풀면 다리의 혈액순환이 좋아지므로 하복(下腹)의 혈액순환도 개선되고, 배의 냉증도 쉽게 발생하지 않는다.

대퇴를 주물러서 풀 때는 의자에 앉거나 바닥에 허리를 내려서 무릎을 세운 자세로 대퇴를 양손바닥으로 조이듯이 잡고, 전체를 잘 주물러 푼다. 무릎 쪽에서 발에 붙은 근육을 향해 진행한다.

이번에는 대퇴의 안쪽을 마사지한다.

한쪽 손으로 무릎 바깥쪽을 잡고 다른 한 손으로 대퇴 안쪽에 나선을 그리면서 무릎에서 발에 붙은 근육을 향해 주물러서 푼다.

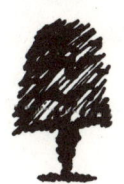

> 배꼽 위에서 하복부에 걸쳐 호흡에 맞추어서 주무르고, 대퇴도 주물러서 푼다.

## • 배와 대퇴 마사지 •

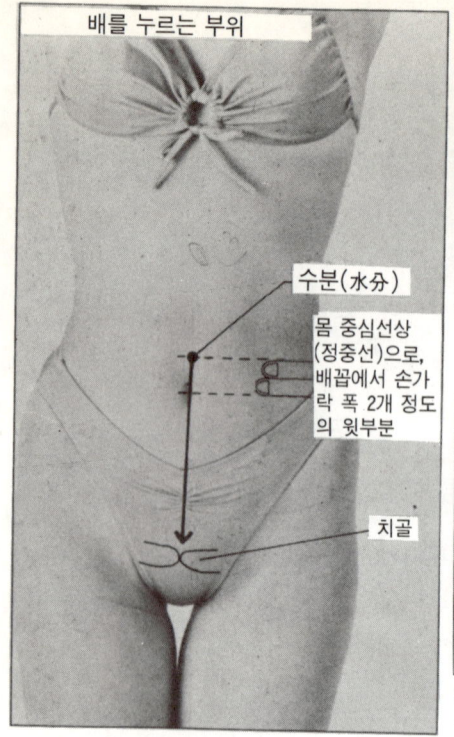

배를 누르는 부위

수분(水分)

몸 중심선상(정중선)으로, 배꼽에서 손가락 폭 2개 정도의 윗부분

치골

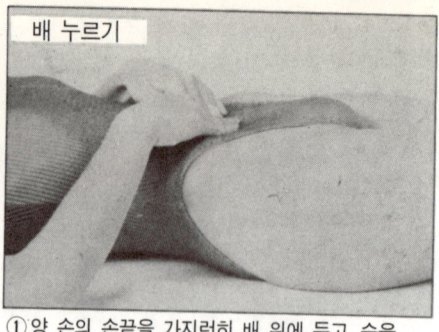

배 누르기

① 양 손의 손끝을 가지런히 배 위에 두고, 숨을 토해내면서 손끝으로 배를 눌러 놓는다.

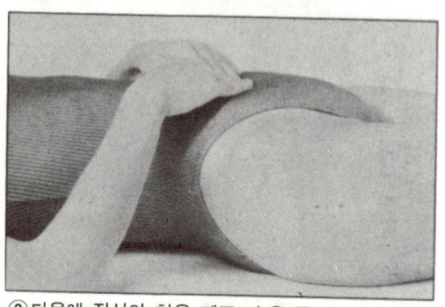

② 다음에 전신의 힘을 빼고, 숨을 들이 마시며, 배를 팍, 하고 원상태로 되돌린다. 이것을 수분혈(水分穴)에서 치골 위까지 행한다.

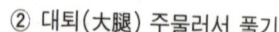

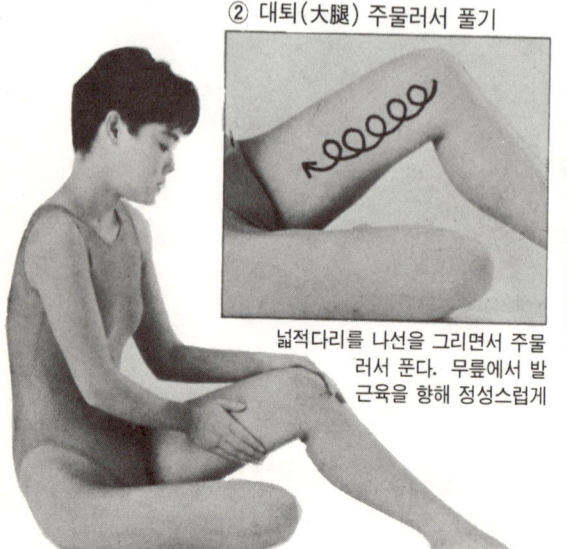

② 대퇴(大腿) 주물러서 풀기

넓적다리를 나선을 그리면서 주물러서 푼다. 무릎에서 발 근육을 향해 정성스럽게

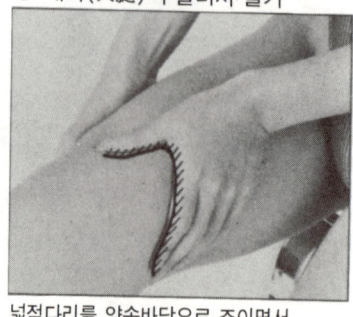

① 대퇴(大腿) 주물러서 풀기

넓적다리를 양손바닥으로 조이면서 잘 주물러서 푼다.

## ② 설사병 체질을 고치는 지혜

# 지압

### 등과 허리를 지압한다

설사 체질인 사람은 등에서 허리까지가 긴장해 있는 경우가 많다. 결려 있는 근육을 잘 주물러서 풀어주자.

우선 엎드려 전신의 힘을 뺀다.

지압하는 사람은 그 위에 다리를 벌린 자세로 서거나 한쪽에 앉은 자세를 취한다. 그리고 견갑골 하단을 높인 다음 등골의 양쪽에 양손의 엄지손가락을 대고 체중을 가해서 기분이 좋을 정도로 누른다. 숨을 토하면서 압박을 늦출 때 숨을 들이마신다.

이 요령으로 견갑골 밑에서 위까지 위에서 아래로 지압해간다. 급소에 구애되는 것은 없지만, 등골의 바로 옆은 누르면 안된다.

요골(腰骨) 부분은 누르는 방법을 바꾸어 누르도록 한다.

선골(仙骨) 부분에 양손의 엄지 손가락을 대었다면 그 손가락을 좌우로 열 수 있도록 해서 지압을 가한다.

다음에 그 손가락을 조금씩 바깥쪽으로 이동해서 마찬가지로 힘을 주고 다시 한번 바깥쪽으로 손가락을 이동시켜 마찬가지로 지압한다.

이번에는 중앙으로 되돌아와서 앞에서 보다 약간 밑 부분을 마찬가지로 바깥쪽으로 지압을 계속해 선골 하단까지 되풀이한다.

### 배꼽 주변을 압박한다

손바닥으로 공기 모양을 만들어 배꼽 주위를 지압한다.

설사 체질인 사람은 배 주변에 긴장이 보이는 수가 많으므로 그것을 풀면 설사를 잘 하지 않게 된다.

배꼽 주변에는 위의 수분(水分), 밑의 기해(氣海), 좌우에 천추(天樞)와 소화기, 특히 장(腸)의 기능과 관계 깊은 급소가 수없이 많다. 또 이들 급소는 신경성인 병에도 자주 이용되어져서 신경의 기능을 조정한다.

초조할 때 배에 손을 대거나 쓰다듬으면 좋다고 일컬어지는데, 그것은 이러한 신경을 가라앉히는 급소를 자극하게 되기 때문이다. 설사는 원래 스트레스가 관여하고 있는 수가 많으므로 소화기의 기능을 조절함과 동시에 정신적인 안정을 꾀하는 것이 필요하다.

우선 손바닥을 서로 비비면서 손을 따뜻하게 한다. 한쪽 손을 공기 모양으로 둥글게 해서 배꼽 위에 두고, 다른 한쪽 손은 그 위에 겹친다. 손으로 만든 공기 모양을 시계 바늘과 같은 방향으로 회전시켜서 배에 압박을 가한다. 기분이 좋을 정도로 실시해야 한다.

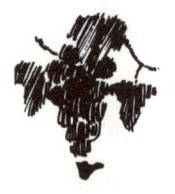

**견갑골 밑에서 선골까지 등과 허리를 지압하고, 공기 모양을 한 손으로 배꼽 주위를 누른다.**

## •등, 허리, 배 부분의 지압 방법•

### 지압하는 자세

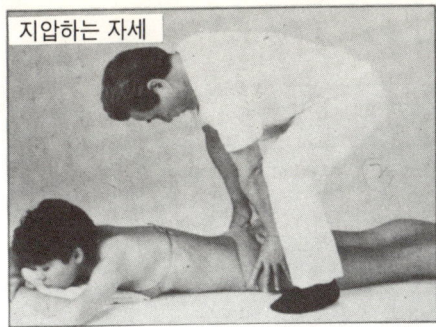

지압받는 사람은 엎드리고, 지압하는 사람은 다리를 벌리고 서듯이 해서 위치한다.

### 지압하는 방법

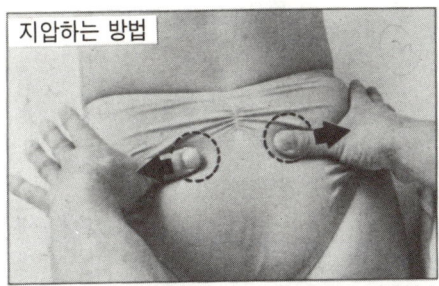

요전근(선골부)는 바깥으로 벌릴 수 있도록 지압한다.

### 지압하는 부위

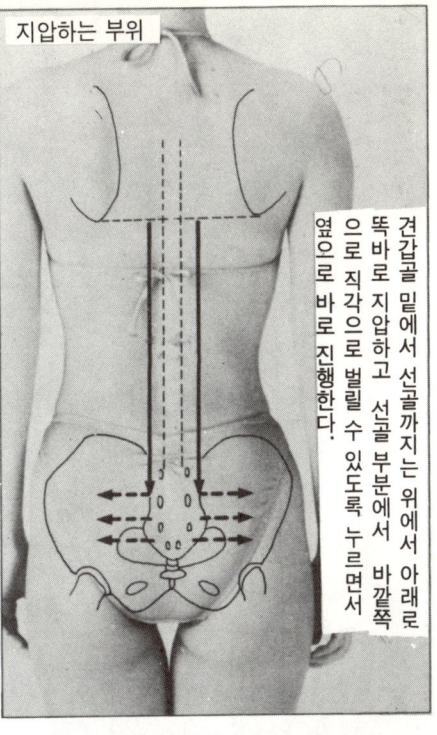

견갑골 밑에서 선골까지는 위에서 아래로 똑바로 지압하고 선골 부분에서 바깥쪽으로 직각으로 벌릴 수 있도록 누르면서 옆으로 바로 진행한다.

### 배꼽 주변의 압박

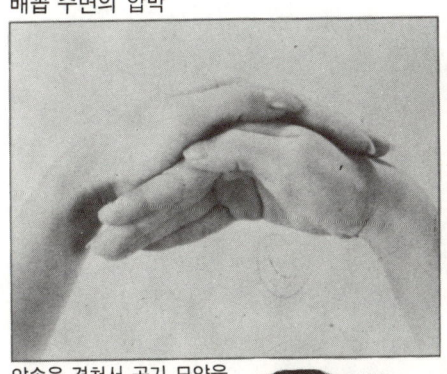

양손을 겹쳐서 공기 모양을 만들고 회전시키면서 압박한다.

### 지압하는 장소

배꼽 주변을

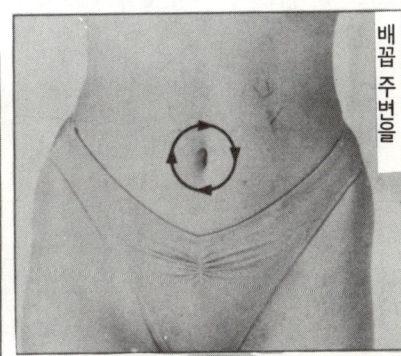

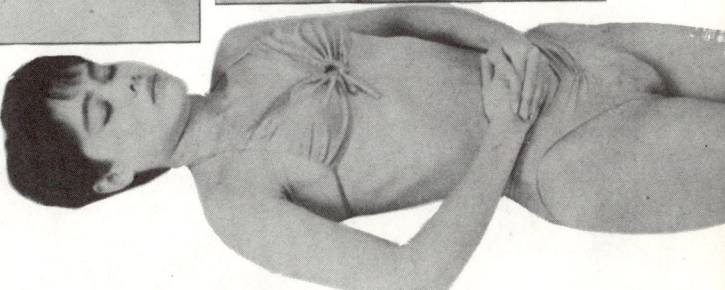

## ③ 설사병 체질을 고치는 지혜

# 뜨겁지 않은 찜질

**전통적인 뜸질인 '사령(四靈)의 뜸질'을 하는 방법**

이것은 배꼽 주변의 4개의 급소인 활육문(滑肉門)과 대거(大巨)에 시계바늘과 같은 방향으로 순서대로 뜸질하는 방법이다. 소화기의 기능을 조정함과 동시에 신경의 흥분을 진정시키고 배를 따뜻하게 하는 효과가 있다.

활육문(滑肉門)은 배꼽에서 손가락 폭 2개 정도의 윗쪽에 있다. 위경(胃經)이라는 경락에 속하고, 소화기의 기능에 관여하고 있다.

대거(大巨)는 배꼽에서 손가락 폭 3개 정도의 아랫쪽이고 정중선(正中線)에서 손가락 폭 3개 정도의 바깥쪽에 있다. 이것도 위경의 급소이며 하지(下肢)의 신경통이나 류마티스, 위장병, 부인병, 비뇨기의 병 등에 널리 사용된다. 설사나 변비를 할 때 혹은 여성의 생리 때에 종종 이 급소에 응어리가 생긴다든지 누르면 통증을 느끼는 것이다.

뜸질 방법은 우선, 엄지 손가락의 머리 부분 크기의 피라밋형을 한 쑥을 4개 만들어서 좌우의 활육문과 대거 위에 둔다. 피부에 닿는 밑면을 물에 적셔두면 이동하거나 떨어지지 않게 된다. 우선 오른쪽의 활육문에 불을 붙여서 그것이 반 정도 탔을 때쯤에 왼쪽의 활육문에 불을 붙인다. 먼저 점화한 쑥이 반 정도 탔을 때쯤에 다음 쑥에 불을 붙여서 왼쪽의 대거, 오른쪽의 대거로 진행해간다. 3~5장 즉, 하나의 급소에 3~5회 실시한다. 손 옆에 미리 재떨이 등을 준비해 두고 뜨거워지면 곧 제거하도록 한다.

**배꼽의 공뜸질**

　공 모양으로 둥글게 한 쑥으로 배꼽 위에 뜸질하는 방법이다. 배꼽과 그 주변의 급소에 온열자극(溫熱刺激)이 가해져서 위장의 기능이 개선된다. 또 밑에다 물에 적신 신문지를 깔아두므로 습기가 있는 열로 뱃속까지 따뜻하게 할 수가 있다. 설사는 냉기가 원인이 되어 발생하는 수가 많으므로 공뜸질로 배를 따뜻하게 하면 설사 체질의 개선에 도움이 된다.

　쑥은 테니스공보다 약간 작은 크기로 둥글게 한다. 신문지를 다섯 번 접어 겹친 것(32겹이 된다)을 물에 적셔서 잘 짜두고, 그 위에 쑥을 둔 다음 불을 붙인다. 연기가 상당히 나오므로 밖에서 반 정도 태우고 나서 사용한다. 뜸질 받는 사람은 위를 향해 눕고, 배 위에 두 겹으로 접은 타올을 걸친 다음 배꼽 위에 신문지마다 불을 붙인 쑥을 얹게 한다. 배가 순식간에 따뜻해지면서 기분이 좋아질 것이다. 뜨거워지면 위치를 바꾸어 놓고 배 전체를 따뜻하게 하면 좋다.

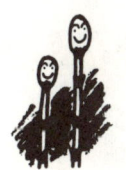

**배꼽 주변의 4개의 급소에 시계 바늘 방향으로 뜸질을 하면 배가 훨씬 건강하게 된다.**

## • 배를 건강하게 하는 뜸질 방법 •

### 뜸질하는 법 ① 사령의 뜸질

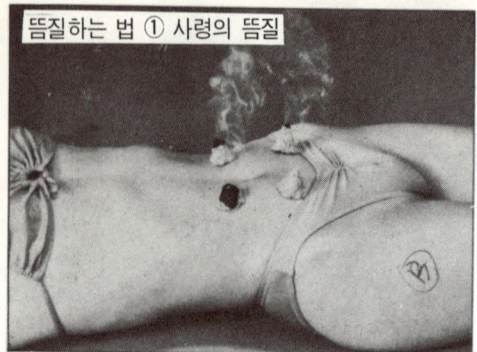

쑥을 4개 준비해서 반쯤 정도 탔을 무렵에 다음 쑥에 불을 붙이도록 해서 순서대로 점화해간다. 뜨겁게 되면 제거해 간다.

### 뜸질하는 법 ② 배꼽의 공뜸질

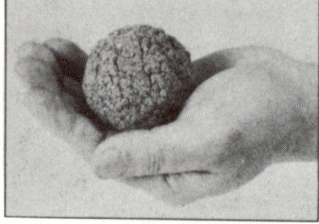

① 테니스공 보다 약간 작은 크기로 쑥을 둥글게 한다.

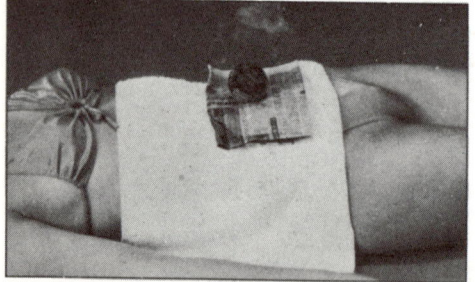

② 배 위에 타울을 걸친다. 5회 접어서 물에 적신 신문지에 쑥을 얹고, 불을 붙여서 쑥이 반쯤 타면 배꼽 위에 둔다. 뜨거워지면 신문지마다 이동해서 배꼽 주변을 모두 따뜻하게 한다.

### 급소 찾는 법과 뜸질하는 순서

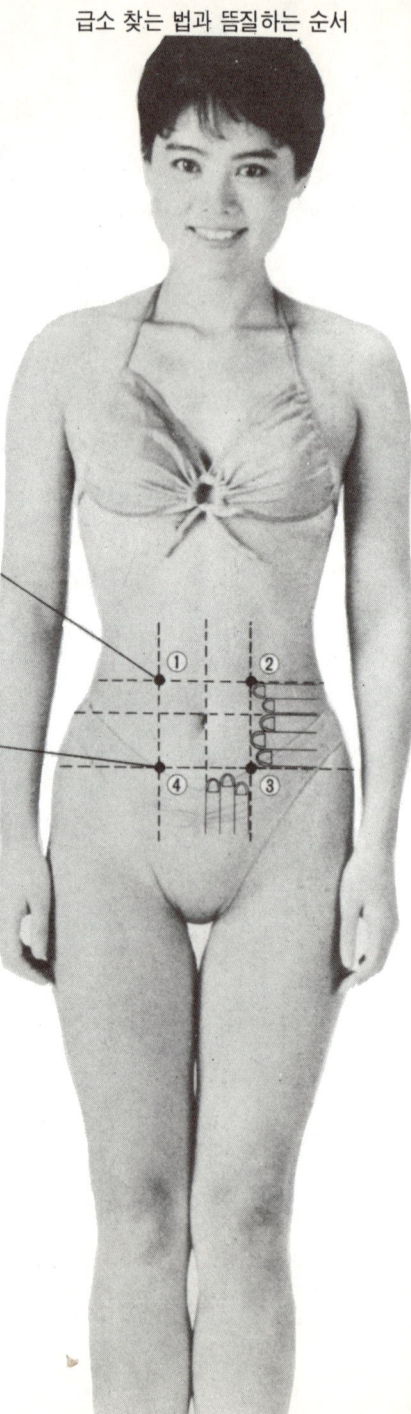

**활육문**
배꼽에서 손가락 폭 3개 정도 밑으로 정중선에서 손가락 폭 3개 정도 바깥쪽

**대거**
배꼽에서 손가락 폭 2개 정도 윗쪽의 높이이고, 몸의 중심선에서 손가락 폭 3개 만큼 바깥쪽

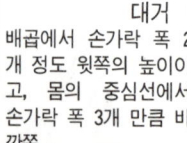

## ④ 설사병 체질을 고치는 지혜

# 체조

### 체조는 왜 설사에 효과가 있는 것일까

설사를 자주 하는 사람도 적절한 운동을 하면 체질 개선을 꾀할 수 있다. 설사병인 사람은 원래 자율신경의 기능이 순조롭지 않을 때가 많지만 운동을 하면 자율신경이 점차로 조정되기 때문이다. 또 운동을 하면 스트레스가 해소되므로 스트레스성 설사를 예방할 수 있다.

### 지압 효과도 있는 체조

운동의 효과에 급소자극의 효과를 더한 체조로, 지실(志室)이라는 급소를 이용한다.

지실(志室)은 조골(늑골)의 하단을 잇는 선상이고 등골에서 손가락 폭 4개 정도 바깥쪽에 있다. 이 급소는 '정지(精志)가 머무르는 곳'이라는 의미이고, 생식기, 비뇨기 등의 병, 요통 등에 이용되는 것 외에도 변비나 설사 등 대장(大腸)병의 치료에도 자주 응용된다.

우선 발을 어깨 폭 만큼 벌리고 서서 양손을 허리에 둔다. 그리고 양손의 엄지 손가락을 약간 윗쪽으로 올리고, 조이 듯이 압박을 가한다. 이 자세에서 ① 왼쪽으로 비틀기(이때 왼쪽 엄지 손가락을 쑤셔 넣는다), 오른쪽으로 비틀기(오른쪽 엄지 손가락을 쑤셔 넣는다). ② 왼쪽으로 넘어뜨리기(왼쪽 엄지 손가락을 쑤셔 넣는다), 오른쪽으로 넘어뜨리기(오른쪽의 엄지 손가락을 쑤셔 넣는다), ③ 앞으로 구부리기(엄지 손가락의 힘을 뺀다), 뒤로 젖히기(양손의 엄지 손가락을 쑤셔 넣는다), 이것을 각각 3회 되풀이 한다.

### 엎드려서 허리춤(트위스트)

엎드려서 허리를 움직여 배에 자극을 주는 체조이다.

엎드려 한쪽 손을 배꼽 있는 곳에 댄다. 만일 배가 아플 것 같으면 그 아픈 곳에 대고, 딱딱한 곳이 있으면 그 곳에 손을 댄다. 배에 댄 손의 반대쪽의 발을 가슴 쪽으로 끌어 당겨서(몸과 직각이 되도록) 엉덩이를 약간 높게 한다.

그 자세로 엉덩이를 전후좌우로 움직인다.

다음에 배에 대는 손을 교대로 하고 발도 반대로 해서 마찬가지로 엉덩이를 움직인다.

되풀이 하지만 설사병인 사람은 배가 긴장해 있을 경우가 많기 때문에 그것을 느슨하게 함에 따라서 경락(經絡)의 에네르기 순환이 개선되고 소화기의 기능도 순조롭게 되는 것이다.

이 체조에는 이러한 배의 긴장을 해소하는 효과가 있다.

더구나 이 체조는 배가 아플 때에도 효과가 있다.

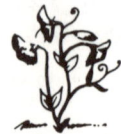

> 엄지 손가락을 늑골 하단 높이에 있는 등의 급소에 대고, 상체를 움직이면서 지압한다.

## • 배에 활기를 주는 체조 •

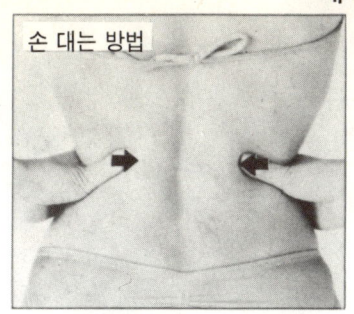

**손 대는 방법**

좌우의 지실에 양손의 엄지 손가락을 대고, 등골을 향해 조이듯이 가볍게 압박한다.

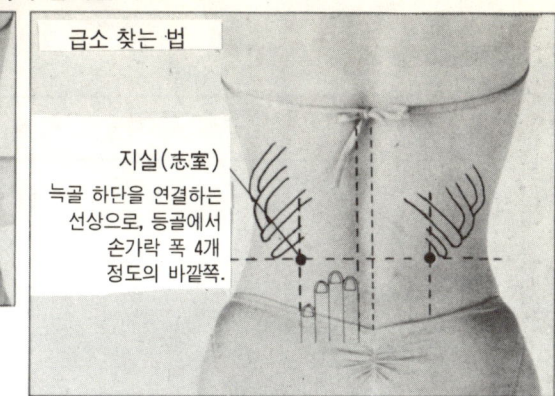

**급소 찾는 법**

**지실(志室)**
늑골 하단을 연결하는 선상으로, 등골에서 손가락 폭 4개 정도의 바깥쪽.

지압 효과를 기대할 수 있는 체조

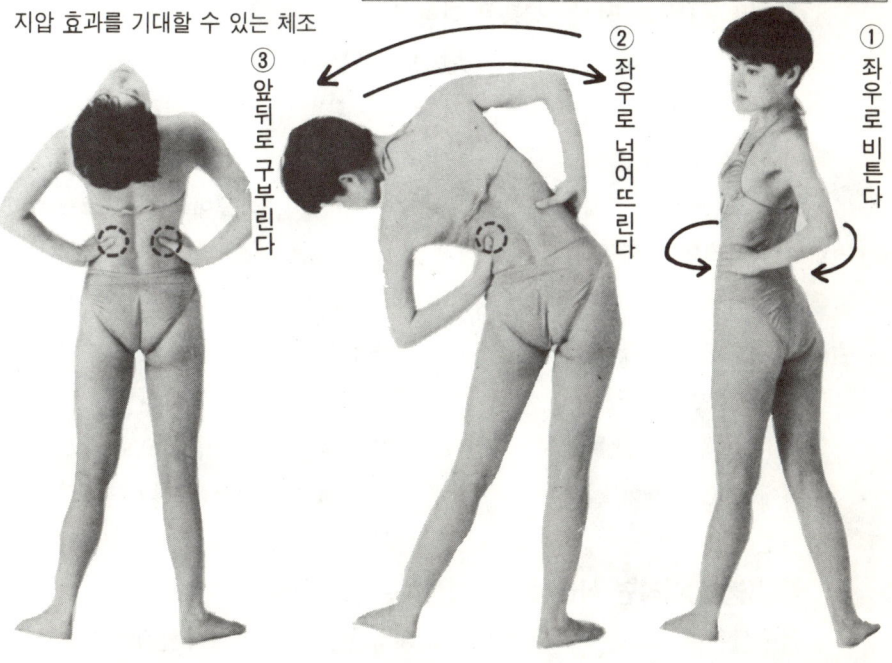

① 좌우로 비튼다
② 좌우로 넘어뜨린다
③ 앞뒤로 구부린다

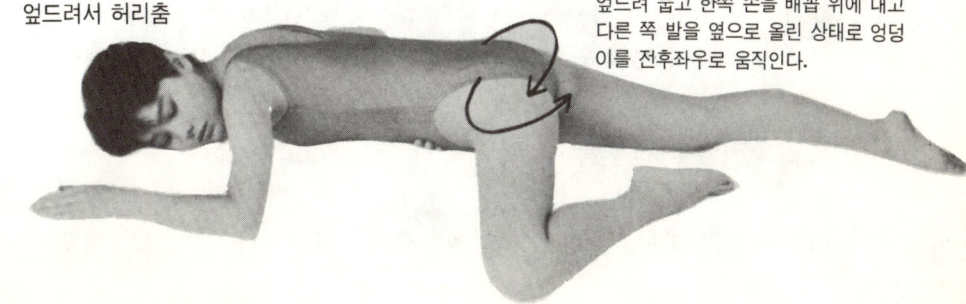

엎드려서 허리춤

엎드려 눕고 한쪽 손을 배꼽 위에 대고 다른 쪽 발을 옆으로 올린 상태로 엉덩이를 전후좌우로 움직인다.

## 5 설사병 체질을 고치는 지혜

# 식사

**대장(大腸)을 자극하는 식품은 피한다**

설사가 발생한다는 것은 대장(大腸)의 운동이 너무 활발해진 것이기 때문에 식사요법은 대장을 자극해서 운동을 활발히 하는 음식물은 피하는 것이 원칙이다.

대장(大腸)을 자극하는 음식물의 첫째는 차가운 음식물이다. 아이스크림이나 샤벳트 등의 빙과류나 청량음료, 맥주 등은 배를 차게 해서 설사를 일으키게 한다. 설사체질인 사람은 대개 위도 약하다. 그러므로 과식이나 소화불량인 것을 먹으면 소화흡수가 충분히 되지 않는 것은 대장(大腸)으로 보내져서 장을 자극해 설사를 일으킨다는 것은 말할 필요도 없다. 폭음폭식(暴飮暴食)은 피한다. 소화가 잘되는 것을 중심으로 해서 소화에 다소 시간이 걸리는 식품을 섭취하고 서서히 대장(大腸)을 훈련시키도록 하자.

**적량(適量)이라면 식물섬유는 섭취하는 쪽이 좋다.**

식물섬유는 소화흡수되지 않으므로 대장을 자극해서 설사체질인 사람에게는 일반적으로 바람직하지 못하다고 일컬어진다. 그러나 나는 이 사고방식에는 찬성할 수 없다. 나의 경험으로 말하자면 설사 환자에게는 오히려 식물섬유를 충분히 섭취하도록 한다. 요쿠르트 등의 유산균음료도 선옥균(善玉菌)을 체내로 보내고, 악옥균(惡玉菌)을 추방하는 효과가 있다.

나쁜 균을 몰아내고 장의 작용을 촉진시켜야 한다. 물론 생야채를 듬뿍

취하면 배를 차게하여 좋지 않을지 모르지만 이것도 찌거나 익히거나 하여 먹으면 문제 없다.

### 장내세균을 늘리는 식사

우리들의 장 속에는 약 100종류, 100조개의 세균이있다. 그 중에는 좋은 균과 나쁜 균이 있고, 나쁜 균이 늘어나면 장내에서 부패나 발효를 일으켜 설사를 일으킨다. 그러므로 좋은 균을 늘리고 나쁜 균을 쫓는 것이 중요하다.

그를 위해서는 우선 좋은 균의 먹이가 되는 식물 섬유를 충분히 취해야 한다. 요구르트 등의 유산균 음료도 좋은 균을 체내에 보내고 나쁜 균을 추방하는 효과가 있다.

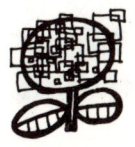

**찬 음식을 피하고 요구르트나 식물섬유를 취하여 장내 세균을 늘린다.**

## ① 이것만은 알아두자

# 올바른 위장약의 선택방법, 사용방법(위약)

**위의 불쾌증세는 종합위장약(綜合胃腸藥)이 좋다**

위(胃)가 거북하거나, 가슴이 메슥거리거나, 쓰리고 아프다거나, 식욕부진 등 위(胃)의 불쾌증상은 소위 종합위장약으로 대개 진정된다. 시판되고 있는 종합위장약에는 소화효소(消化酵素), 제산제(制酸劑), 위점막보호제(胃粘膜保護劑), 고미방향건위약(苦味芳香健胃藥)이 배합되어 모든 위(胃)의 증상에 효과가 있도록 만들어져 있기 때문이다.

소화효소(消化酵素)는 위에 머물러 있는 음식물을 소화해서 장쪽으로 신속하게 보내므로 위의 거북함, 가슴앓이, 메슥거림 등을 개선한다. 제산제는 위산(胃酸)을 중화시켜 분비를 억제, 산(酸)의 자극에 의해 발생하는 가슴앓이나 위통(胃痛)을 치료한다. 위점막보호제(胃粘膜保護劑)는 염증이나 궤양이 발생해 있는 위점막을 치료하여 위산의 공격을 방어해서 가슴앓이나 위통을 개선한다. 건위약(健胃藥)은 고미성분(苦味成分)이나 방향성(芳香成分)이 소화액의 분비나 위의 기능을 촉구함과 동시에 방향성분이 기분을 상쾌하게 하고 식욕을 증진시킨다.

**위산이 많고 적음으로 약을 바꾼다**

한 마디로 위가 아프다거나 명치 언저리가 쓰리고 아프더라도 위산의 분비가 많을 경우와 적을 경우가 있고, 그것에 따라서 사용하는 약이 완전히 다르게 된다. 위산이 많으면 위산의 분비를 억제하는 약(제산제)을, 위산이 적으면 소화를 돕고 위산의 분비를 촉진하는 약(소화효소나 건위약)을 사용하지 않으면 안된다. 종합위장약에는 그 양방의 작용을 하는 약이 포함되어 모두 효과가 있도록 만들어져 있다.

자신이 위산이 많은 타입이라면 통증정지약(진통제)을, 적은 타입이라면 소화약을 사용하도록 한다.

최근 스트레스로 인한 위장병(신경성 위염이나 신경성 설사)이 늘어나고 있지만, 그럴 때에는 생약정신안정제(生藥精神安定劑)를 병용하면 예방과 치료에 효과가 있을 것이다.

**한방위장약(漢方胃腸藥)은 '안중산(安中散)'이 주제(主劑)가 되고 있다**

시판되고 있는 한방위장약은 대부분이 한방처방의 '안중산(安中散)'을 주제(主劑)한 것이다. 한방약은 그 사람의 체질에 맞추어서 선택하는 것이 중요하지만, 이 처방은 체력이 중간 정도인 사람에게 약간 허약한 사람까지 비교적 폭넓게 누구라도 사용할 수 있는 것이 특징이고, 위의 증상을 개선하는 효과가 있다고 일컬어진다.

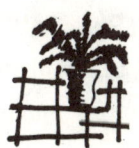

---

위산이 많은 사람은 위의 진통제를, 적은 사람은 소화제를 사용한다.

## ② 이것만은 알아두자

# 올바른 위장약의 선택방법, 사용방법(설사 멈춤)

**설사를 멈추게 하는 약은 원인을 알고 나서 사용한다**

설사는 우리들의 몸에 있어서 중요한 생리현상일 수 있다. 식중독일 때에 하는 설사는 유해한 세균이나 독균이 흡수되지 않도록 빨리 배출해 버리려고 하기 때문이다. 그렇지만 비전문가의 판단으로 마음대로 설사를 멈추게 하는 약을 사용하는 것은 피하지 않으면 안된다.

특히 발열이나 점액변(粘液便)일 때, 고혈압, 심장병, 부종, 위·십이지장궤양이 있는 사람, 임부 등은 반드시 의사의 지시를 받고 사용한다.

설사를 멈추게 하는 약을 사용하면 좋은 것은 식중독 등의 나쁜 병이나 암 등의 중대한 병은 아니라는 것을 알고 나서이다. 보통 설사는 일단 내용물이 전부 나와버리면 그것으로 증상이 가라앉는다. 설사를 멈추게 하는 약은 소위 무직한 배에서 내용물이 전부 나와도 증상이 가라앉지 않거나, 한 번은 멈추었지만 음식물을 먹으면 또 설사를 일으키거나 만성적으로 설사가 계속될 때에 사용하도록 한다.

**우선 정장제(整腸劑)를 사용해 본다**

설사병은 폭음폭식이나 소화가 나쁜 음식을 먹거나 해서 장내 세균의 균형이 흐뜨러졌기 때문에 발생하는 수가 많다. 이럴 때에는 소화가 되지 않은 것이 대장에 보내져 오므로 그것을 먹이로 하는 악옥균(惡玉菌)이 늘고, 부패나 발효가 시작되어 그 자극으로 대장에 염증이 생긴다.

그러므로 일단 장내세균의 균형을 조절하는 정장제(整腸劑)를 사용해보면 좋을 것이다. 그래도 효과가 없을 때에 설사를 멈추게 하는 약을 사용한다.

시판되고 있는 설사를 멈추게 하는 약은 세균의 번식을 억제하고 염증을 가라앉히는 살균소염제(殺菌消炎劑), 점막을 수렴시켜서 염증과 액체의 분비를 억제하는 수렴제, 진통제 등이 포함되어 있다. 그밖에 장내세균의 균형을 조절하는 유산균이나 장의 기능에 중요한 비타민B군을 포함한 것도 있다.

작용이 온화한 생약(生藥)과 그 엑기스를 사용한 것이 많아 비교적 안심하고 사용할 수 있다. 단 부작용이 있을 때는 당장 의사에게 상담해야 한다.

### 정장제는 장내세균을 조절해준다

정장제(整腸劑)의 대부분은 장내세균 중에 선옥균(善玉菌)을 늘여서 악옥균(惡玉菌)을 추방하는 작용을 갖고 있다. 그러므로 장내세균의 균형이 개선되고 설사도 멈추는 것이다. 또 설사병인 사람은 위의 기능도 약할 경우가 많으므로 소화효소를 더하기도 하고 장의 기능에 중요한 비타민 B군이 배합되어 있는 약을 사용하는 것이 좋을 것이다.

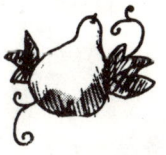

| 설사 멈추는 약은 비전문가의 판단만으로 함부로 사용해서는 안된다. |

### ③ 이것만은 알아두자

# 위장병에 효과가 있는 한방약은 이렇게 선택한다

**한방약은 어떤 경우에 사용하는가**

　근년(近年)에 와서 한방약의 좋음이 재인식되었다. 서양의학의 약과 마찬가지로 한방약을 사용하는 의사가 늘고 있고, 시판되는 약 중에서도 한방약제를 주체로 한 '한방위장약'의 판매가 늘고 있다고 한다.
　한방약의 장점은 비교적 부작용이 적으므로 장기간에 걸쳐서 연용할 수 있고, 만성병 치료나 체질 개선 등에 효과를 발휘할 수 있다는 것이다. 만성위염, 위하수증, 위 아토니(위무력증), 만성설사병 등의 치료나 위약, 설사 체질 개선에 한방약을 이용해보는 것도 좋다고 생각한다.
　그러나 식중독이나 적리(赤痢), 콜레라 등 세균성 병이나 위궤양, 십이지장궤양일 때는 반드시 의사의 치료를 받지 않으면 안된다. 또 단순한 위염이나 설사라고 생각하고 있더라도 그 그늘에 위암이나 대장암, 궤양성대장염 등의 무서운 병이 숨어 있을 수도 있으므로 한번은 의사의 진찰을 받은 다음 사용하는 것이 중요하다.
　설령 급성일지라도 과식,과음으로 인한 증상이라면 한방약을 사용해도 좋을 것이다. 또 위궤양이나 십이지장궤양일지라도 만성화되어 있을 경우의 치료나 재발 예방에 한방약을 시도해볼 가치는 있을 것이다.

**이용할 때는 이 점에 주의한다**

　한방약이라면 달여서 먹기 때문에 귀찮다, 쓰고 마시기 어렵다는 이미

지가 있을지도 모른다. 그러나 최근에는 먹기 쉬운 형태로 만든 엑기스제를 동네 약국에서도 쉽게 살 수 있게 되었다. 일반인이라면 이것을 이용하면 좋을 것이다.

한방약도 의사의 지시에 따라서 이용하는 것이 원칙이다. 만일 주변에 한방 전문의가 없으면 한방약에 관해 약제사에게 상세하게 상담해서 사용하도록 한다.

그런데 한방약은 설령 같은 병일지라도 체질에 따라서 사용하는 약이 완전히 달라진다. 그러므로 체질에 맞는 약을 선택하는 것이 무엇보다도 중요하다. 체질에 맞지 않는 약을 사용하면 구역질이 나거나, 위의 상태가 좋지 않거나, 습진이나 부종이 생길 수도 있다. 일반적으로 한방약에는 부작용이 없다고 일컬어지지만 포함되어 있는 성분에 따라서는 부작용이 생길 수도 있고, 자신에게 맞지 않는 약을 마시면 해가 있을 수도 있다.

일주일 정도 지나면 뭔가 변화가 보여질 것이므로 약을 먹기 시작해서 10일 이내에 효과가 확실하지 않을 때는 그 약이 몸에 맞지 않다고 보고, 복용을 중지하고 곧 의사나 약사에게 상담해야 한다.

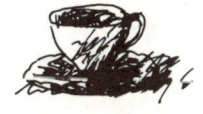

| 한방약은 체질에 맞는 것을 선택해야 부작용이 없다. |

위약, 설사병 체질을 고쳐서
튼튼한 위장을 만들기 위한
# 이론편

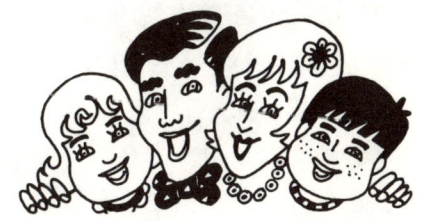

> ① 알아두면 도움이 되는 기본 상식

# 의외로 모르고 있는 당신의 위장은 이것이 정체

### 영양 흡수를 분담하는 10개의 장기(臟器)

우리들이 음식물을 섭취하는 '입'에서 그 찌꺼기가 배설되는 '항문'까지는 대략 10㎝ 거리이다. 음식물은 거기를 마치 하루나 사흘이라는 시간에 걸쳐서 천천히 통과해간다. 그 사이에 파괴되고 분해되어 소화액과 뒤섞여 영양분이 흡수되고 불필요한 것은 변으로 배설된다.

이 음식물의 길을 소화관(消化管)이라 한다. 거기에는 '입', '식도', '위', '십이지장', '소장', '대장', '항문'이라는 통로를 구성하고 있는 장기(臟器)와 '간장(肝臟)', '담낭(膽囊)' 등 소화액을 분비하는 일을 맡고 있는 장기가 있으며 이들을 총칭해서 소화기라 부르고 있다. 각각의 장기가 각 장소에서 중요한 기능을 분담하고 영양의 흡수라는, 우리들의 생명 유지에 빠뜨릴 수 없는 역할을 맡고 있는 것이다.

위약이나 설사라는 것을 바르게 이해하기 위해서 우선, 각 장기의 기능을 추려서 설명해둔다.

### 음식물, 음료가 몸 속에 들어가기까지의 통로

① 입

음식물을 잘게 씹음과 동시에 침을 분비해서 음식물과 잘 섞는다. 침은 하루에 1~1.5 *l*, 맥주병으로 약 2병이나 분비되지만, 속에 프치아린이라는 소화효소가 포함되어 전분을 소화한다.

② 식도

마신 음료를 위로 보내는 통로이다.

③ 위(胃)

위액을 분비해서 연동운동으로 음식물을 잘 섞인다. 위액은 하루에 1~2 *l* 분비되고, 그 속에는 단백질이나 지방을 분비하는 효소인 펩신과 리파아제 외에 염산이 포함되어 있다. 염산은 음식물에 붙어 있는 세균류를 퇴치하는 살균작용 외에도 위의 운동을 활발하게 하기도 해서 소화액의 분비를 촉진시키는 기능이 있다. 위의 다른 한 가지 중요한 기능은 먹은 것을 쌓아두고, 음식물을 조금씩 십이지장 쪽으로 내보내도록 조절하고 있는 것이다.

④ 십이지장(十二指腸)

췌장(膵臟)에서 만들어지는 췌액(膵液)과 간장(肝臟)에서 만들어지고 담낭에서 농축된 담즙이 분비된다. 췌액에는 3종의 소화효소가 포함되어 있고 트립신은 단백질을, 아미라아제는 탄수화물을, 리파아제는 지방을 각각 분해한다. 담즙은 지방을 유화시켜서 분해·흡수를 하기 쉽게 한다.

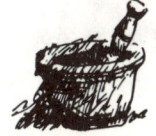

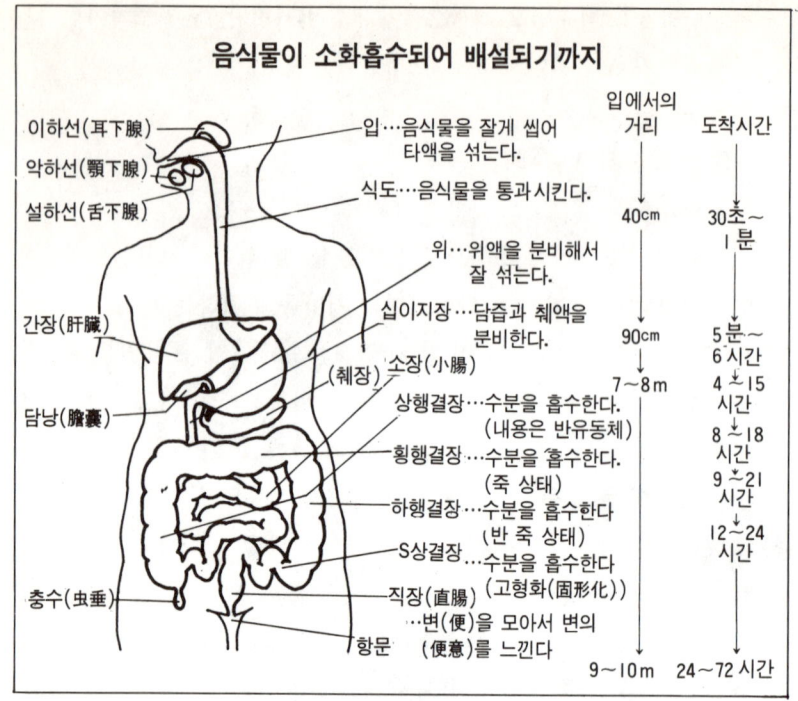

### ⑤ 소장(小腸)

　공장(空腸)과 회장(回腸)으로 나뉘어져 탄수화물, 단백질, 지방의 3대 영양소와 비타민, 미네랄, 수분이 모두 흡수된다. 소화관 중에서도 가장 긴 부분이고, 길이는 6～7cm이지만 소화흡수는 윗쪽 3분의 1부분에서 대부분 행해진다. 소장의 안쪽은 주름으로 되어 있는데, 이 주름을 정성껏 넓혀가면 200평만 m가 된다고 한다. 이것은 약 60평으로, 정원 달린 집을 한 채 지을 수 있는 넓은 공간이다. 하루에 약 9 $l$ (입에서 2 $l$, 소화액에서 7 $l$ )의 수분이 소장에 도달하고 그 중에서 7～8 $l$ 가 흡수되므로 그것을 위해서는 그 정도의 면적이 필요한 것이다.

### ⑥ 대장(大腸)

　맹장(盲腸), 상행결장(上行結腸), 횡행결장(橫行結腸), 하행결장(下行結腸), S상결장(S狀結腸), 직장(直腸)까지의 길이는 전부 1.6～1.7m이다. 영양의 대부분이 소장에서 흡수되어 버리므로 대장으로 보내져 오는 것은 소화흡수되지 않은 찌꺼기 뿐이다. 수분일지라도 대부분 소장에서 흡수되고 대장에서 흡수하는 것은 하루에 500ml정도에 불과하지만, 그 수분을 적당히 흡수해서 변을 알맞게 단단히 하는 것이 대장의 중요한 일이다. 대장으로 보내진 내용물은 아직 수분이 90~95%를 차지하고 있으므로 거의 대부분 액(液) 상태이다. 이것이 횡행결장(橫行結腸)으로 들어갈 무렵에는 죽 상태가 되어 하행결장(下行結腸)에서는 반고형(半固形), S상결장(S狀結腸)에서는 고형(固形)이 되고 직장으로 보내져서 배변까지의 사이에 잠시 정지된다.

대장(大腸) 속에는 거의 100종류, 100조개의 장내세균이 살고 있어서 우리들의 건강유지에 상당히 중요한 기능을 하고 있다. 이것에 관해서는 뒤에 가서 다시 이야기 하겠다.

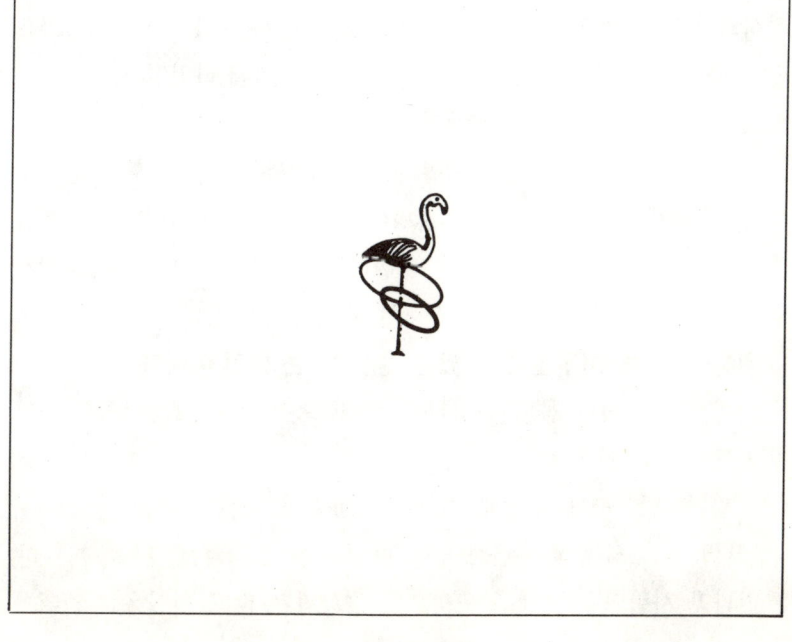

## ② 알아두면 도움이 되는 기본 상식

# 당신의 위는 왜 약하고 저항력이 약한 것인가

**위가 약하든 강하든 증상은 발생한다**

평소부터 늘 위의 상태가 나쁘다고 호소하는 사람은 크게 두 가지 타입으로 나눌 수가 있다. 하나는 위의 기능이 약하거나 위액의 분비가 적기 때문에 소화가 잘 되지 않는 사람들이다. 소위 '위약(胃弱)' 타입이 여기에 해당된다. 다른 하나는 위산의 분비가 많으므로 산에 위점막이 침식되어 위의 상태가 나빠지는 사람들로, 종종 위궤양이나 십이지장궤양을 일으킨다. 이 책에서 다루고 있는 것은 첫번째 타입인 위약이므로 그것을 중심으로 이야기를 진행해 가기로 한다.

의사에게 소위 위약으로 보이면 '위하수증', '위 무력증', 혹은 '만성위염' 등의 병명이 붙여진다. 이들 병명이 어떠한 것을 가리키고 있는지를 알려면 위약이라는 것의 정체를 확실히 해야 한다고 생각한다. 그래서 여기서는 우선, 이러한 병명에 관해서 설명해 가겠다.

**위하수증…하수(下垂)하고 있는 것만으로는 병이 아니다**

사람의 표정이나 몸매가 하나하나 다르듯이 위대(胃袋)의 형태나 위치도 또한 가지각색이다.

위의 형태를 크게 구별해 보면 낚시바늘과 같은 모양을 한 구상위(鉤狀胃)와 소의 뿔과 같은 모양을 한 우각위(牛角胃)로 나눌 수 있다. 우리나라 사람인 경우엔 압도적으로 구상위가 많고 백인은 우각위가 많다는 인종적인 차이가 있다.

 우리나라 사람에겐 우각위 쪽이 적지만 그렇다고 해서 음식물을 많이 먹을 수 없다는 것은 아니다. 오히려 위대(胃袋)으로서의 성격은 뛰어나 먹은 것을 점점 소화시켜서 십이지장 쪽으로 보내 버리므로 과식해도 걱정이 없다. 두꺼운 비프스테이크를 재빨리 먹어 치우고서도 다른 요리에 손을 내미는 백인을 보면 우리들은 아무래도 컴플렉스를 느낄 수 밖에 없지만 그것은 원래 이 위대의 차이에 의한 것이다.

 우각위에 비해서 구상위 쪽은 밑으로 늘어져 있다. 하지만 그 정도는 사람에 따라서 다르다. 위가 축 늘어져 있으면 아무래도 그 축 늘어져 있는 곳에 먹은 것이 머물러 흘러갈 수 없게 되므로 위의 거북함이나 가슴앓이, 위의 무거움 등의 증상을 호소하기 일쑤이다. 위가 하수(下垂)해 있고 더구나 위증상을 호소할 경우에는 '위하수증'이라는 병명이 붙여진다.

 그러나 그렇다고 해서 위가 하수(下垂)해 있는 상태가 병이라는 것은

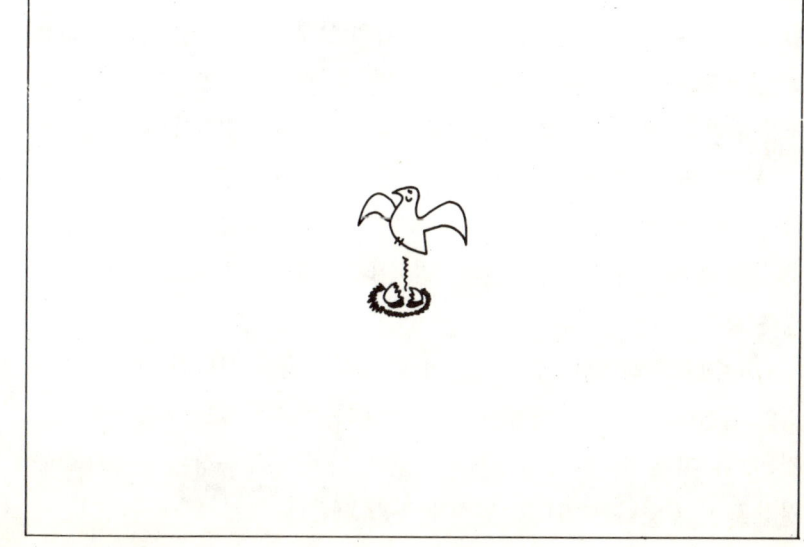

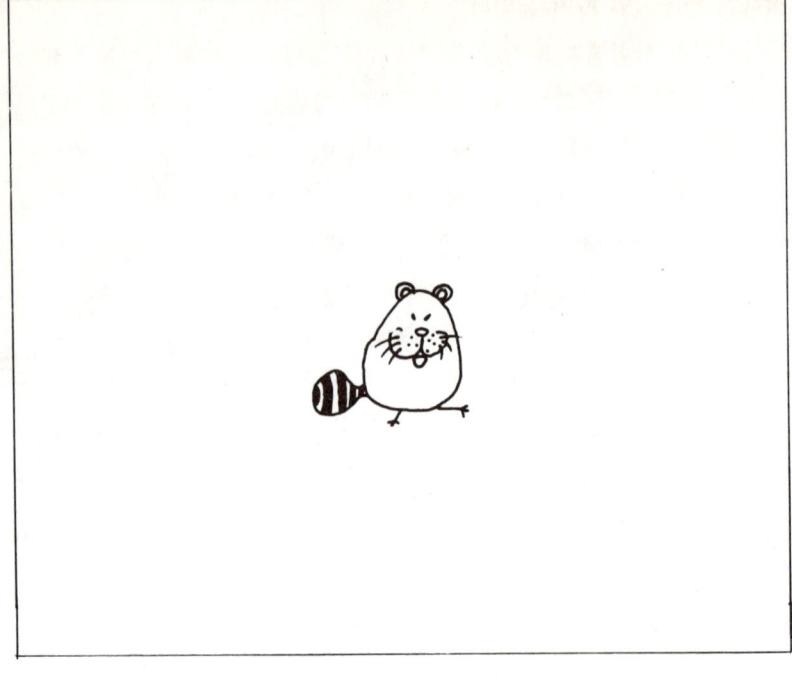

 아니다. 일단 한 기준으로서 위의 하단이 배꼽보다 내려가 있는 것을 위하수증이라 하지만 위하수일지라도 위의 상태가 나쁘다는 증상이 없으면 병이 아니다. 우리나라 사람의 세 명 중 한 명, 혹은 네 명 중에 한 명은 위가 하수에 있다고 하지만, 위증상을 호소하는 것은 일부 사람들이다. 위가 하수해 있어도 꽉 조르고, 운동도 꾸준히 하면 대부분 증상이 나타나지 않는다. 다음에 이야기하는 위 무력증의 경향이 겹쳐서 위낭이 축 늘어져 하수해 있을 경우엔 위의 상태가 나쁘다고 호소하는 경우가 많은 것이다.
 위하수(胃下垂)라는 것은 얼굴이 긴 사람과 둥근 사람이 있듯이 유전적인 체질이기 때문에 어쩔 수 없는 것이다. 하수해 있으므로 병이라는 것은 아니지만 아무래도 내용물의 흐름이 나빠서 위 증상이 나오기 쉬운 결점을 갖고 있다는 정도로 인식해 두기 바란다.

### 위 무력증…완전히 편 풍선과 같이 긴장을 잃어버렸다

위이완증(胃弛緩症)이나 위의 긴장저하증으로도 일컬어지는 병으로, 완전히 편 고무 풍선과 같이 위가 축 늘어져 버린 상태를 말한다.

위(胃)는 먹은 것을 섞기도 하고, 십이지장 쪽으로 보내기 위해 연동운동을 하고 있지만 축 늘어져서 긴장을 잃은 상태에서는 충분한 운동을 할 수 없다. 위의 내용물이 잘 흘러가지 않기 때문에 위의 거북함이나 가슴앓이, 식욕부진 등의 증상이 되기 쉬운 것이다.

이 위무력증은 체질적인 유전에 의한 것이 많아 소위 무력체질이라고 불리는, 몸매가 연약하고 야위어 있으며 안색도 창백한 사람에게서 볼 수 있다. 또한 하수체질이라고도 일컬어져 위는 물론이고 대장이나 담낭, 신장, 자궁 등도 하수해 있는 경우가 많다. 이것은 전신의 근력(筋力)이 약하므로 내장을 지탱할 수 없기 때문이다. 각 장기의 기능도 별로 좋지 않으므로 위의 상태가 나쁠 뿐만 아니라 변비, 냉증, 두통, 어깨결림, 현기증, 요통 등 여러가지 증상을 호소한다. 이것은 체질적으로 자율신경의 기능도 불안정하다는 것과 관계하고 있다. 또 신경질적인 타입인 경우가 많으므로 정신적인 영향을 받고, 위장의 기능을 저하시키고 있는 경우도 많다.

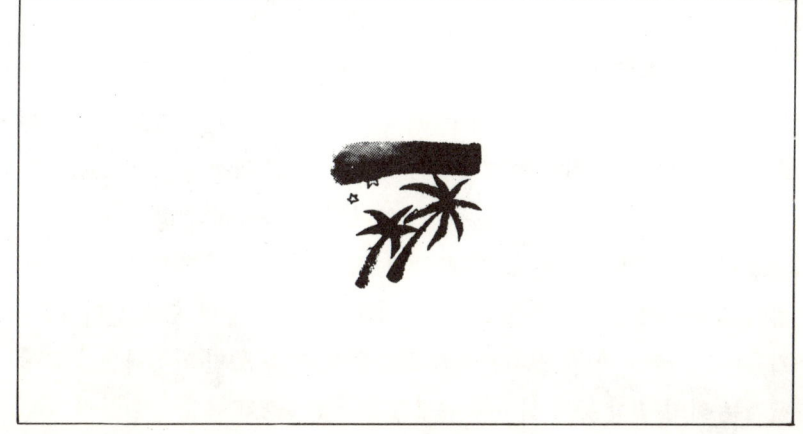

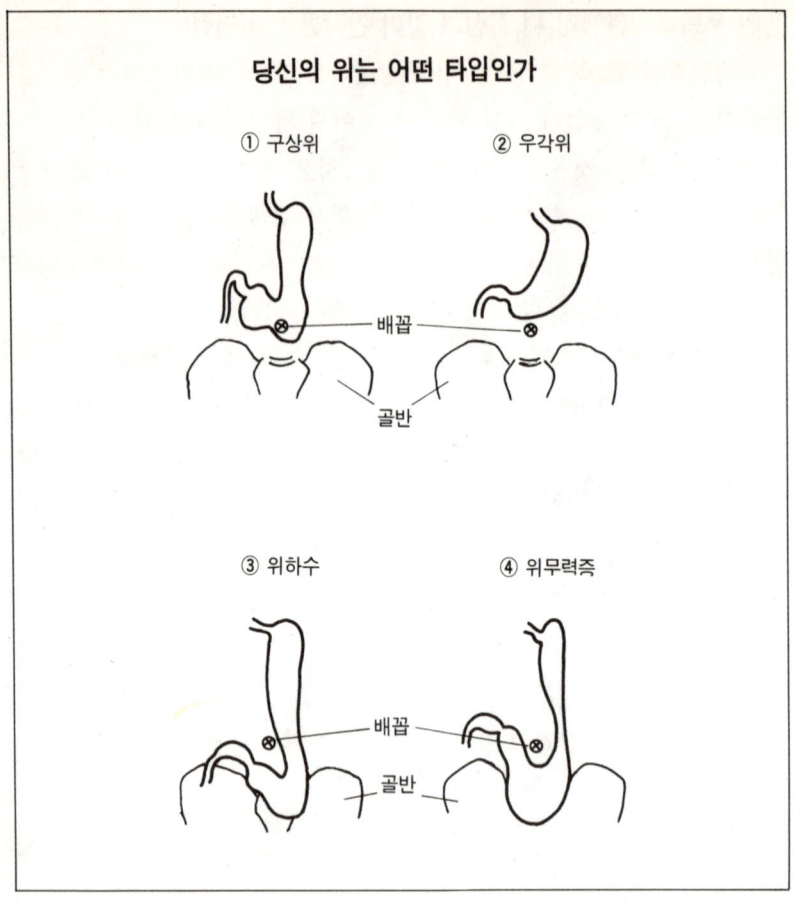

 이렇게 말하면 무력체질인 사람은 여기저기 상태가 나쁘다는 호소만 하고, 좋은 곳이 없을 것이라고 생각할지도 모르지만, 결코 그렇지는 않다. 혈압이 낮은 탓으로 고혈압이 되기 어렵고 위장이 약하므로 과잉 섭취로 발생하는 당뇨병이나 동맥경화에 또 뇌졸중이나 심근경색(心筋梗塞)으로 쓰러질 위험도 훨씬 적다. 그러므로 무력체질인 사람들은 겉에서 보는 것으로 판단할 수 없고, 실례되는 말이지만 오래 산다. 게다가 이 체질 때문에 발생하는 여러가지 증상, 예를 들면 위무력증 때문에 생기는 위의 증상 등도 식사를 연구하거나 운동으로 몸을 단련하면 충분히 개선할 수 있다.

**만성위염(慢性胃炎)…정확한 진단은 내시경(內視鏡)으로 관찰한 결과로**

소위 위약(胃弱)으로, 항상 위 상태가 좋지 않은 사람에게는 만성위염이라는 병명이 붙는 경우가 자주 있다. 그러나 만성위염의 진단은 엄밀한 X선 검사나 내시경으로 위점막을 관찰한 결과가 아니면 진단을 내릴 수가 없다.

만성위염에는 일반적으로 다음의 세 가지 타입이 있다고 일컬어진다.

① 위축성위염(萎縮性胃炎)

위점막이 얇아져 위축해서 위액의 분비가 줄어드는 타입으로 노인에게 많다.

② 비후성위염(肥厚性胃炎)

위산 분비가 한창인 젊은 사람에게서 많이 볼 수 있고, 위점막이 두꺼워지고 있다.

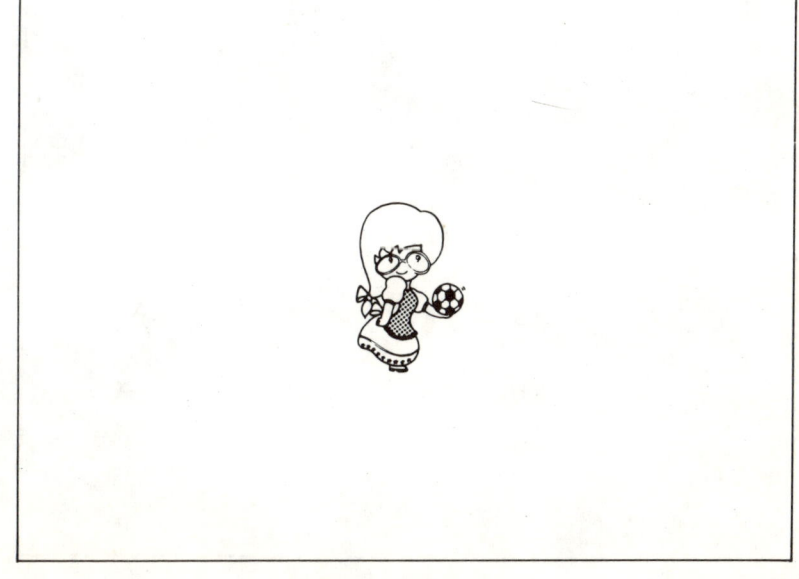

### ③ 표층성위염(表層性胃炎)

위점막의 표면에 붉은 진무름이나 부종 등이 보여지며, 비교적 저산성인 사람에게서 볼 수 있는 증상이다.

그러나 이 세 가지를 만성위염이라고 생각하는 전문가가 많다는 것이 상당히 의문스럽다.

우리들이 위염이라고 하는 것은 내시경으로 보았을 때 위의 점막에 발적(發赤), 미란(糜爛), 부종(浮腫), 출혈 등이 보여지는 상태이다. 위축성위염(萎縮性胃炎)이라는 것은 노화현상의 하나로, 여러가지 위의 증상이 나타나기 쉽다고는 말할 수 있어도 반드시 염증을 보이는 것은 아니다. 비후성위염(肥厚性胃炎)이라고 하더라도 스트레스가 가해져서 위점막의 방어 시스템이 무너졌을 때에는 염증이 발생하고, 위통(胃痛) 등의 증상이 나타나지만 평소엔 염증이 보이지 않는다. 이 타입은 염증이 진전되면 위궤양이 된다.

표층성위염(表層性胃炎)은 분명히 염증이 있지만 과음과식을 했다거

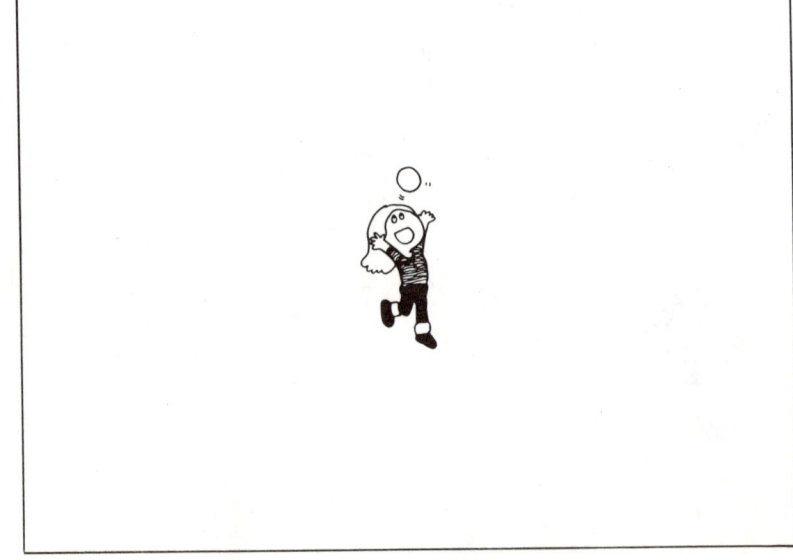

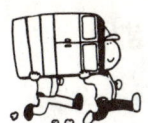

나,소화가 잘 안되는 것을 먹었다거나,정신적 스트레스가 있다거나 하는 등 급성위염과 같은 원인으로 발생하고 있으므로 급성위염과 어떻게 구별할 것인가 하는 큰 의문이 남는다. 경우에 따라서는 급성위염을 되풀이해서 일으키기 쉬운 타입이라고도 말할 수 있다.

이러한 것은 우리 전문가가 앞으로 검토해 가야할 것이지만 일반인들은,

① 나이를 먹으면 위점막이 쇠퇴해서 위액의 분비가 적어지고, 위의 증상이 생기기 쉽다(위축성 위염이라고 일컬어지는 것).

② 어쩔 수도 없을 정도의 과식이나 과음, 정신적 스트레스 등으로 곧 위염을 일으키는 사람이 있다(표층성위염)는 정도의 사실을 알아두었으면 좋겠다.

더욱이 비후성위염은 위염에서 궤양으로 진전될 타입이고 종종 위통이나 가슴앓이가 발생한다. 하지만 이것은 위약(胃弱)이라기 보다는 오히려 위의 기능이 과잉이 되는 타입의 사람들 문제이다.

### 이러한 사람이 위약(胃弱)이 되기 쉽다

이상에서 이야기한 위약을 발생시키는 인자를 여기서 다시 한번 정리해보자.

위장(胃腸)의 기력을 돋구는 생활의 지혜 ①

## 위약(胃弱), 설사기미 체질을 개선하는 목욕 방법

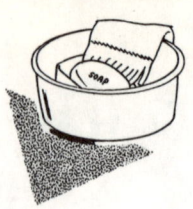

위장이 약한 사람에게는 목욕 요법도 효과가 있다.

일반적으로 위가 약한 타입인 사람은 체온과 같은 정도의 미지근한 물에 천천히 잠기는 것이 좋다. 이렇게 하면 온몸의 신진대사가 활발해져 위액의 분비가 잘 되어 소화력이 높아진다.

위하수(胃下垂), 위무력증인 사람들은 약간 깊은 욕조에 잠기면 수압으로 하수해 있는 내장이 밀려 올라온다. 탕 속에서 배를 부풀게도 하고, 배를 집어넣기도 하는 운동을 하면 배의 근육이 강화되어 위하수를 개선할 수 있다.

한편 위산과다(胃酸過多)인 사람은 42~43도의 뜨거운 물로 목욕을 한다. 고온욕(高溫浴)은 위액 속의 산(酸)의 분비를 억제하므로 위궤양이나 십이지장 궤양을 일으키기 쉽고 과산증(過酸症)인 사람에게 적합하다. 단, 혈압이 높은 사람은 뜨거운 물에 들어가지 않도록 한다.

한편 하수증인 사람은 38~39도의 미지근한 물에 천천히 잠기면 좋을 것이다. 미지근한 물은 신경을 진정시키는 작용을 하므로 정신적인 스트레스에서 오는 하수증에 효과적이다. 하수증인 사람은 원래 배가 차기 쉬우므로 탕에서 배를 따뜻하게 하도록 한다.

① 음식물이 흘러가기 힘든 위 형태를 가진 사람(위하수).
② 음식물을 잘게 부수거나, 장 쪽으로 운반한다. 위의 운동력이 약하다(위 무력증).
③ 나이를 먹으면 위액의 분비가 나빠진다(위축성위염).

④ 약한 자극이나 스트레스로 당장 위염을 일으킨다(표층성 위염).

대개는 이것이 몇 개인가 서로 겹쳐져서 위약이라는 현상이 일어나고 있기 때문에 그 원인의 하나라도 없어지면 연쇄적으로 문제가 해결되며 위의 증상은 전혀 일어나지 않게 되는 경우도 적지 않다. 체질 때문이라고 체념하지 말고, 개선할 노력을 꼭 하길 바란다.

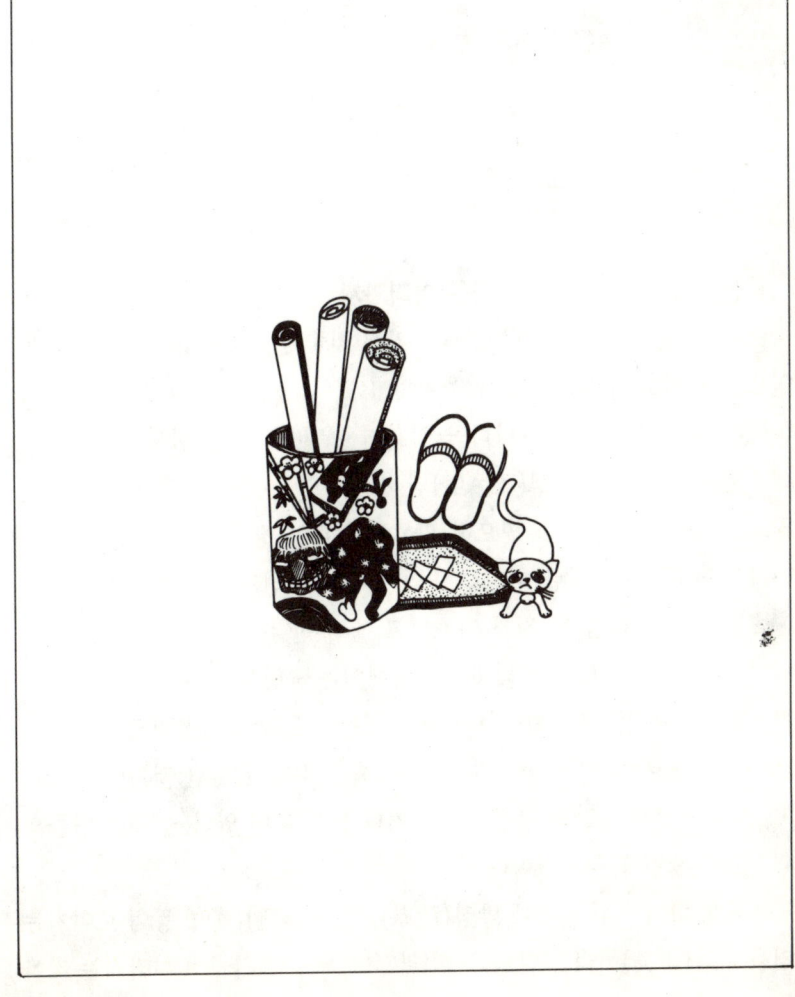

## ③ 알아두면 도움이 되는 기본 상식

# 갑작스런 위(胃)의 증상을 초래하는 다섯 가지 원인

**급성위염(急性胃炎)의 원인은 여러가지**

소위 위(胃)가 약한 사람 중에는 앞서 기술했듯이 체질적으로 위염을 일으키기 쉽고, 급성위염을 되풀이하고 있는 사람도 있다. 또 폭음폭식(暴飮暴食) 탓으로 그 때마다 급성위염을 일으키는 사람도 있다. 거의 대부분의 원인은 불섭생(不攝生)인 것이지만 본인은 그것을 문제삼지 않고 자신은 위약이라고 믿으며 의심하지 않는 경우가 적지 않다.

그러면 급성위염이란 어떠한 병인가 여기서 간단히 설명해 둔다.

술을 과음한 다음 날 위가 아프다고 해서 진찰을 받으러 오는 사람이 있다. 눈은 충혈돼 있고 토해내는 호흡에서는 술냄새가 나며 아직 알콜기가 남아 있는 것같다. 궤양이 생겨 출혈이라도 일으키고 있으면 안되므로 내시경으로 위 속을 들여다 보면 위 속은 화재라도 난 것처럼 새빨갛고, 위점막 전체가 빨갛게 진물러 있거나 몹시 부어 있다. 이것은 알콜의 원인으로 생긴 급성위염이다.

되풀이 하지만 위 점막에 발적(發赤), 부종(浮腫), 출혈 등이 보여지는 것을 위염(胃炎)이라고 말한다. 이 위염이 어느 때 갑자기 시작되는 것이 급성위염이다. 원인은 가지각색이지만, 그 주된 것을 열거하면 다음과 같다.

### ① 폭음폭식
뭐니뭐니 해도 가장 많은 것이 과식, 과음으로 인한 급성위염이다. 특히 위스키 등 독한 술을 과음했을 때에 많으며, 숙취로 울컥거릴 때는 대개 급성위염을 일으키고 있는 경우이다.

### ② 정신적 스트레스
뭔가 나쁜 일이나 걱정거리가 있으면 갑자기 위가 아프거나, 체한 듯 거북하거나, 가슴이 쓰리고 아프기 시작하는 경우가 있다. 이럴 때에는 종종 위염이 일어나고 있는 것이다.

### ③ 알레르기
고등어 등의 청어(青魚)나, 새우, 게 등의 알레르기로 위염을 일으켜 위통(胃痛)이나 구역질, 위의 불쾌감 등이 일어날 수도 있으며, 이 경우엔 자주 식중독이 일어난다.

### ④ 약물
아스피린과 같은 감기약이나 진통소염제 혹은 혈압약 등의 작용으로 위의 점막에 염증이 발생하는 수가 있다. 일반적으로 '약으로 위를 망쳤다'라고 하는 경우가 이것이다. 약에 대한 알레르기일 수도 있다.

잘못해서 농약, 살충제, 세제 등의 독물이나 극약을 먹었을 때에도 위에 염증을 일으킨다.

### ⑤ 세균감염
세균이 번식하고 있는 음식물을 입에 넣음으로써 발생한다. 법정전염병(法定傳染病)인 콜레라 식중독 등으로 인한 것으로, 발열, 구토, 설사 등의 심한 증상을 동반한다.

**가정에서 해도 좋은 것과 해서는 안되는 것**

급성위염은 그 원인 뿐만 아니라 증상도 가지각색이다. 가벼운 경우엔 조금 메스껍거나 위에 불쾌감을 느낄 정도로 치유되어 버리지만, 구토가

위장(胃腸)의 기력을 북돋우는 생활의 지혜②

# 위약(胃弱), 설사에 효과가 좋은 약초(藥草)

옛날부터 위장병에 효과가 좋은 민간약으로 자주 사용되어 온 약초는 다음의 두 가지이다.

① 월년초

열탕(熱湯) 속에서 천 번을 우려내도 아직 쓴 맛이 남아 있다는 데에서 유래된 약초로 그 쓴맛이 위장의 기능을 높인다고 한다. 건위(健胃), 정장작용(整腸作用)을 기대할 수 있다.

꽃이 폈을 때 채집해서 이것의 전체를 햇볕에 말려 건조한 분말을 찻 숟가락 하나 정도의 양으로 그대로 복용한다. 쓴맛이 효과가 있으므로 오블라토(전분으로 만든 얇은 원형 박편(薄片) 또는 삼각형의 낭체(囊體) ; 써서 먹기 어려운 산약 따위를 싸서 먹는데 사용됨) 등에 싸서 먹어서는 안된다. 0.3~0.5g을 400cc물로 반이 될 때까지 달여서 몇 번 나누어 먹는 것도 좋을 것이다.

② 이질풀

'효험(效驗)의 증거'라는 의미에서 이름 붙여진 약초인 만큼 설사를 멈추게하는 묘약(妙藥)이 되어 왔다. 설사에 효과가 있는 것은 주성분인 탄닌의 수렴작용(점막을 조른다)에 의한 것이라고 생각된다. 또 쓴맛에 의한 건위작용(健胃作用)도 기대할 수 있다.

여름에 흰색이나 자색꽃이 핀다. 꽃이 폈을 때 채집해서 그늘에 말려 20g을 400cc물로 반이 될 때까지 달여서 몇 번 나누어서 복용한다.

심하고 결국엔 황색이나 녹색의 물(담즙)까지 토하거나 피를 토하게 되는 수도 있다. 일반적으로는 위가 아프다, 위가 무겁다, 가슴이 쓰리고 아프다, 쓴 것이 치밀어 올라온다는 경우가 많을 것이다. 중증(重症)이 되면 복통, 발열, 두통, 설사 등을 동반한다.

과식이나 과음 등 원인이 확실할 때는 가정요법으로 치료한다. 그러나 원인을 확실히 모를 때나 발열이나 토혈(吐血), 하혈(下血)이 있거나 복통, 설사, 구토의 증상이 심할 경우에는 의사의 진찰이 필요하다. 또 체력이 없는 노인이나 어린아이는 그 원인이나 증상에 관계없이 의사의 지도로 치료를 행하지 않으면 안된다.

단순한 과식, 과음으로 인한 급성위염이라면 하루나 이틀 정도 단식을 해서(가능하면 점적(点滴)하는 것이 좋다) 위장을 쉬게 하는 것이 중요하다. 그 후에 소화가 잘되는 것부터 먹기 시작하여 조금씩 보통 식사로 되돌아 가게 하면 대개 치유된다. 단, 단식요법을 실시해도 좋은 경우는 체력이 있는 사람이고, 아이들이나 노인 등 무력체질(無力體質)인 사람은 설령 하루 단식이더라도 체력이 떨어져서 오히려 회복이 늦어지게 된다.

집에서 2~3일 상태를 보고 전혀 회복될 징조가 보이지 않을 때는 의사에게 보여야 한다.

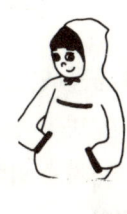

## ④ 알아두면 도움이 되는 기본 상식

# 끈질긴 설사는 이렇게 발생한다

### 수분이 80%를 넘으면 설사가 된다

알맞게 굳은 변(便)에는 수분이 70~80% 포함되어 있다. 이 수분이 80~90%로 증가하면 니상변(泥狀便)이 되고, 95%를 넘으면 수양변(水樣便)이 된다. 반대로 변에 포함되어 있는 수분이 60%로 줄면 딱딱하게 굳어져서 배변(排便)에 고생한다.

설사변(下痢便)이 되는지 어떤지는 이와같이 변에 포함된 수분의 양에 의해서 정해지는 것이지만, 그 수분량은 변이 장을 통과하는 시간에 의해 좌우된다. 변에 포함된 수분은 대장을 통과하는 동안에 흡수되어 직장(直腸)에도 달할 때에 알맞게 굳어져 있는 것이지만 이것이 어떤 원인으로 짧은 시간 동안에 통과해 버리면 수분의 흡수가 충분히 행해지지 않아 설사가 되는 것이다. 이밖에도 장에서의 분비항진(分泌亢進)이나 수분의 흡수장해 등 장의 이상으로 수분량이 증가하는 수가 있다. 변의 통과가 늦으면 수분이 여분으로 더 흡수되어 딱딱해져서 변비가 된다.

대장(大腸) 속의 변은 대장의 운동(연동)에 의해서 운반된다. 그러므로 대장의 운동이 활발하게 되면 변의 통과가 빨라져서 설사가 되고, 운동이 충분하면 변의 통과가 늦어지게 되어 변비가 되는 것이다.

### 설사를 초래하는 다섯 가지 원인

대장(大腸)의 운동을 활발하게 하고 설사를 일으키게 하는 원인을 들어보겠다.

### ① 소화불량, 흡수장해(吸收障害)

폭음폭식을 하거나 소화가 잘 안되는 것을 과식했을 때 설사를 하는 수가 있다. 위나 소장에서 충분히 소화흡수되지 않거나 소화가 안된 것이 대장으로 들어가면 그 자극으로 대장의 운동이 활발해져 설사를 일으키는 것이다. 소장(小腸)의 병이나 수술 후, 췌장(膵腸), 간장(肝臟), 담낭(膽囊) 등의 병으로 췌액(膵液)이나 담즙(膽汁)의 분비가 나쁠 때도 유당불내증(乳糖不耐症), 위의 절제(切除)후 등일 때도 소장에서의 소화흡수가 충분히 행해지지 않아 설사를 한다.

### ② 대장(大腸)의 염증

식중독이나 적리(赤痢) 등 세균감염에 의해서 대장의 점막에 염증이 발생하면 장점막(腸粘膜)을 상처입히거나 독소가 작용하기도 해서 설사가 시작된다. 감염 이외에 약품, 알콜 등도 장점막을 상처입혀 설사를 일으킨다. 궤양성 대장염이나 쿠론병이라도 대장에 염증이 생기기 때문에 역시 설사가 된다. 고등어 등의 청어(靑魚), 새우, 게 등을 먹었을 때 알레르기로 설사를 하는 사람도 있다.

### ③ 대장(大腸)의 종양

암이나 포리이프 등이 대장에 생기면 설사가 되는 수가 있다. 직장이나

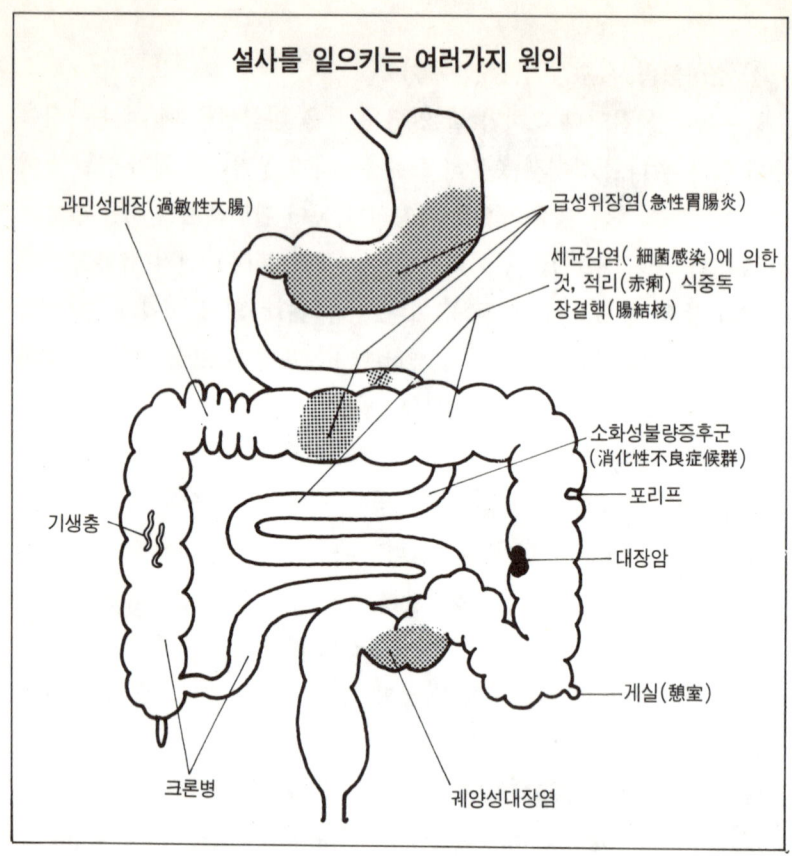

항문의 종양일 때도 마찬가지이다.

④ 전신병(全身病)

갑상선기능항진증(甲狀腺機能亢進症 : 바세도우씨병), 애디슨씨병, 당뇨병, 간경변(肝硬變), 요독증(尿毒症), 악성 임파종 등의 병의 원인으로 설사를 일으키는 수도 있다.

⑤ 대장(大腸)의 기능이상(기능성 설사)

이상과 같은 병이나 이상이 없는데도 설사를 하는 사람이 있다. 대장의 운동만이 이상하게 활발하기 때문에 설사를 일으키는 타입으로, 과민성 장증후군(過敏性腸症候群)이라고 한다. 소위 만성설사병도 이 경우로,

뭔가 나쁜 일이 있으면 설사가 시작되는 신경성 설사, 변비를 해서 토끼 똥과 같은 변(便)이 나오지 않을까 생각하고 있는 순간에 설사가 시작되는 것, 배를 차게 하면 곧 설사를 하는 것도 모두 이와 같은 종류이다.

이 타입의 설사증인 사람은 설사를 되풀이하고 있다고 해서 야위어지지는 않는다. 소화흡수는 이미 소장(小腸)에서 이루어져 있어 대장의 운동이 활발해지기 때문에 설사를 하고 있을 뿐, 특히 몸에 해가 되는 것은 없다.

그러므로 그냥 내버려 두어도 상관없지만 본인에게 있어서는 언제 어느때 변의(便意)의 횟수가 많아 그 때마다 복통을 일으키는 수가 있기 때문에 견딜 수가 없다. 또 단순한 설사라고 생각하고 있어도 먼저 예를 든 것과 같은 무서운 병이 숨어 있을 수도 있으므로 한 번은 꼭 의사의 진찰을 받아 두는 쪽이 안심할 수 있다.

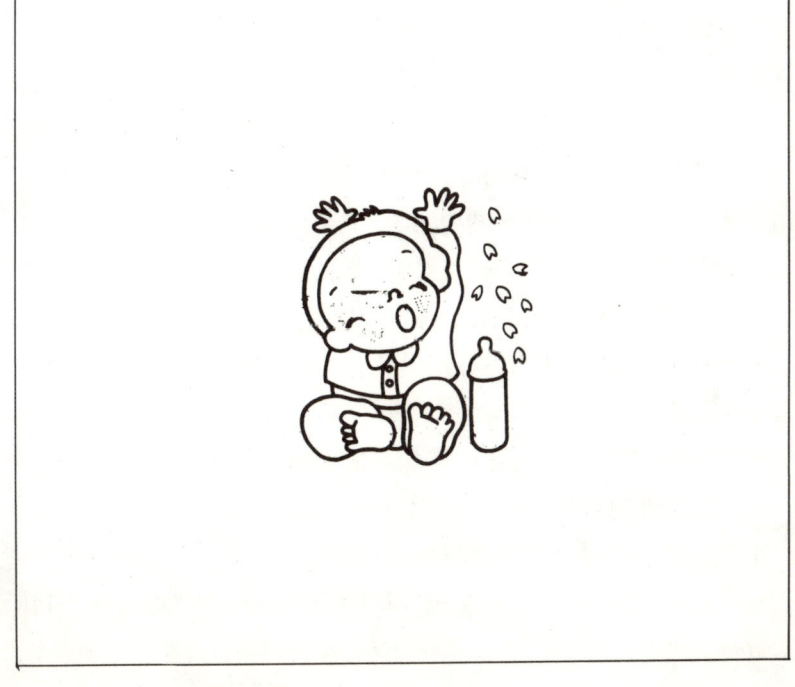

### 5 알아두면 도움이 되는 기본 상식

# 끈질긴 변비도 실은 장(腸)의 약함이 원인

**병이 숨어 있지 않을까 우선 체크한다**

위약(胃弱)인 사람 중에는 변비증이 상당히 있다. 또 설사와 변비를 되풀이하는 사람도 적지 않아 위약과 설사병, 변비는 끊을래야 끊을 수 없는 관계에 있다. 변비는 이 책의 주제(主題)가 아니므로 여기서는 병의 요점을 요약해서 해설해 둔다.

변비에는 대장 등에 병이 있어서 발생하는 '기질성변비(증후성변비)'와 대장의 기능의 이상에 의해서 발생하는 '기능성변비'가 있다. 변비증의 대부분은 기능성 변비이며, 기질성 변비는 극소수이지만 변비라고 업신여기고 있으면 무서운 병이 숨어 있을 수도 있으므로 방심할 수 없다. 변비를 일으키는 병에는 대장암, 대장 포리이프, 대장게실(大腸憩室), 거대결장증(巨大結腸症), 장폐색(腸閉塞) 등이 있다. 어느날 갑자기 변비가 시작되었다든가 갑자기 끈질긴 변비가 계속되면 빨리 전문의의 진찰을 받도록 한다.

**장(腸)의 기능이 약하거나 너무 강해도 변비가 된다**

기능성 변비는 다음의 네 가지로 나눌 수 있다.

① 일과성 단순성 변비(一過性單純性便秘)

남의 집에 묵을 때, 여행 중일 때, 시험때, 새로 입사를 했을 때나 신입학(新入學)으로 환경이 변했을 때 등에 일어나는 일시적인 변비이며,

환경의 변화가 원상태로 되돌아가면 자연히 치유된다.

② 이완성 변비(弛緩性便秘)=결장형 변비(結腸型便秘)

위하수나 위무력증 항(項)에서 다루었듯이 위가 축 늘어져 있는 무력체질(無力體質)인 사람은 대장(大腸)도 마찬가지로 하수해서 이완해 있다. 그러므로 변을 먼저 보내기 위한 연동운동이 일어나지 않고 변의 흐름이 멈춰버려서 변비가 되는 것이다. 이러한 위하수, 위무력증과 동시에 변비증을 갖고 있는 경우에는 여성이 두드러지게 눈에 띄고, 남성의 경우에는 설사증을 동반하는 사람이 많은 것 같다.

③ 습관성 변비(직장형 변비)

직장(直腸)으로 보내진 변의 양이 늘어 직장 벽을 압박해 그 압력이 30~50㎜ 수은주를 넘으면 아웰발하 신경총(神經叢)이 자극되고 그 신호가 대뇌로 보내지는 것이 변의(便意)를 느끼는 구조이다. 그런데 이렇게 해서 느낀 변의를 참고 있으면 이것은 어느 사이엔가 사라져 버린다. 이것을 늘 되풀이하고 있으면 점점 용변을 보고 싶은 생각이 무디어져서 마침내 변이 상당히 모여 있는데도 변의가 일어나지 않게 된다. 이렇게 해서 발생하는 것이 습관성 변비이다. 변의는 아침 식사 후에 가장 느끼기 쉬운 것이지만 가정주부나 젊은 여성은 가족 외의 사람에게 화장실을 점령당해 버려 언제나 참고 있는 사이에 어느덧 변의가 일어나지 않게 되어 버리는 경우가 자주 있다.

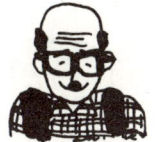

④ 경련성 변비(과민성대장)

대장(大腸)이 경련을 일으켜서 변의 통로가 좁아져 변의 통과를 방해하기 때문에 발생하는 변비이다. 토끼똥과 같은 동글동글한 변이 나오는 것이 특징이며, 종종 배가 아프다든가 통증이 이동한다. 과민성대장(증후군)의 한 형태이다. 변비와 설사를 교대로 되풀이하는 사람도 적지 않다. 신경질적인 사람에게 일어나기 쉽고, 과로나 정신적인 압박 등 스트레스가 원인이 되어 일어나기 쉽다.

**올바른 변비약 사용방법**

변비를 해소하는 것 이상으로 중요한 것은 ① 식물섬유가 많은 식사를 한다. ② 배변(排便)습관을 들인다. ③ 운동을 열심히 한다 라는 세 가지이다. 이 세 가지를 열심히 해도 개선되지 않을 때 비로소 보조수단으로써 변비약을 사용한다.

변비약에는 여러가지 종류가 있지만, 팽창성 변비약(수분을 흡수해서 변을 부드럽게 하여 양을 늘인다)나 침윤성(浸潤性) 변비약(수분을 변에 흡수시켜서 변을 부드럽게 한다)등 작용이 약한 것부터 사용하는데 그것으로도 효과가 없을 때엔 자극성 변비약(대장을 자극해서 연동을 일으킨다) 등 작용이 강한 약으로 바꾸어 간다.

더욱이 변비약을 사용할 때의 적량(適量)이라는 것은 전날밤에 복용해서 다음날 아침에 알맞게 굳은 변통(便痛)이 있는 것이 가장 적당하며, 먹는 양을 조절하는 것이 중요하다.

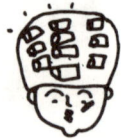

## 6 알아두면 도움이 되는 기본 상식

# 계속 늘어나는 스트레스성의 위장병 대책

**위(胃)와 장(腸)은 정신적 스트레스에 압도당하기 쉽다**

'위는 마음의 거울'이라던가 '장은 마음의 거울'이라고 일컬어질 정도로 위와 장은 정신적인 영향을 정면으로 받기 쉬운 장기(臟器)이다. 뭔가 나쁜 일이 있으면 위가 갑자기 아프고, 걱정거리가 있으면 먹은 것이 체하거나 식욕이 없어지기도 하는 것은 누구나 경험할 것이다. 여행중에 갑자기 변비가 되거나 곤란한 일이 있으면 곧 설사를 하는 사람이 있는 등 장도 정신적인 영향이 곧 드러난다.

위장병은 이와같이 그 정도의 차이에 있어서 정신적인 것이 반드시 좌우하고 있는 병이며, 치료나 예방에는 정신적인 스트레스를 제거하는 배려가 부족해서는 안된다. 그 중에서도 비교적 스트레스가 중요한 원인이 되고 있는 병의 예로 들 수 있는 것이 위·십이지장궤양, 신경성위염, 과민성 대장의 세 가지이다.

**공복시에 명치가 아픈 위·십이지장궤양**

위액에 포함되는 펩신이라는 단백질을 분해하는 소화효소가 물에서 위점막이나 또는 십이지장의 점막을 소화해 버리기 때문에 발생하는 병이다. 이 두 가지를 함께 소화성궤양이라고도 한다. 펩신은 항상 분비되고 있는 효소로, 평소에 자신의 몸을 소화하는 일은 없다. 점막의 표면은 바리어에 덮혀 있어서 소화액의 공격을 막는 방어기구가 활동하고 있기 때문이지만, 어떤 원인으로 방어기구가 움직일 수 없게 되면 점막이 소화되어 그것이 근육층에까지 미쳐 궤양을 만드는 것이다.

그 원인으로써 가장 중요한 것이 스트레스이다. 스트레스가 가해지면 위(胃)로 향하고 있는 말초혈관(末梢血管)의 일부가 경련을 일으켜 가늘게 되어 혈액순환이 나빠지므로 그 부분의 방어기구가 움직이지 않는 것은 아닐까 생각된다.

궤양의 증상은 식후 1~2시간이나 공복시에 명치가 아프기 시작하는 것이 특징이다. 십이지장궤양은 특히 야간이나 아침 공복시에 통증을 호소한다. 무슨 음식물을 먹거나 물을 마시기라도 하면 통증이 심한데, 이것은 위액이 메워지거나 산(酸)이 중화되기 때문이다. 그 중에서도 우유는 알카리성이고, 위산을 잘 중화하므로 궤양인 사람에게 권유할 수 있다.

궤양으로 무서운 것은 출혈이나 천공(穿孔)이다. 궤양이 심해져서 혈관을 파괴하면 가끔 대출혈을 일으키고 피를 토하기도 하며, 코르타르와 같은 새까만 변이 나온다. 천공이라는 것은 궤양이 위벽을 뚫어서 구멍을 내는 상태이고, 상복부에 심한 통증을 일으켜서 그 통증이 배 전체로 넓게 퍼진다. 이러한 경우에도 얼굴이 창백하게 되고 식은 땀을 흘리며, 맥박도 빨라져서 쇼크 상태에 빠진다.

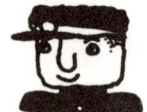

궤양을 치료하는 방법으로 가장 중요한 것은 심신을 안정시키는 것이고, 스트레스는 되도록 피하지 않으면 안된다. 옛날에는 수술을 하는 경우가 많았던 위·십이지장궤양도 최근에는 안정을 취하면서, 식사요법이나 약을 복용하는 것으로 충분히 치료할 수 있게 되었다. 치료약은 위산의 분비를 억제하는 것이나 점막을 보호하는 것, 혹은 궤양의 상처회복을 빠르게 하는 것 등을 사용하지만, 무엇보다도 중요한 것은 심신의 안정과 식사요법이며 약은 그 보조수단에 불과하다는 것을 잊어서는 안된다.

### 스트레스 때문에 증상이 발생하는 신경성 위염

위통, 위가 무겁다, 가슴앓이, 구토, 구역질, 식욕부진 등의 증상을 일으키며, 정신적인 원인이 크게 작용하고 있는 경우를 신경성위염이라 한다. 급성이나 만성염증, 위하수나 위무력증이 정신적인 원인에 의한 것이라면 모두 이 신경성 위염에 포함된다. 간단히 말하면 괴로움이나 걱정, 불안 등 마음의 중압 때문에 위의 상태가 나빠진 것을 총칭해서 하는 말이다. 그러나 자각증상만으로 마음대로 신경성위염이라고 결정해 버리면 궤양을 일으키거나 암이 발생할 수 있으므로 한번은 반드시 검사를 받아두지 않으면 안된다.

이와같이 신경성 위염이라는 병명(病名)은 그 정의가 애매하므로 일반적으로는 잘 사용되어도 전문의는 별로 사용하지 않는다. 신경성위염이나 만성위임 등 정의가 확실하지 않은 병명은 피하고, 스트레스가 주된 원인으로 위의 상태가 나빠지는 병전체(궤양도 포함해서)를 과민성증후군이라고 말하는 것처럼 '과민성위(증후군)'이라고 하면 어떨까 하고 나는 생각하고 있다. 그 중에는 궤양을 일으키는 것이 있으면 염증을 일으키는 것도 있고 또 병의 변화는 볼 수 없지만 증상이 있는 것도 있다는 등으로 분류하는 것이 나의 사고방식이다.

이런 식으로 말하는 것은 궤양이고, 초기는 내시경으로 보아도 점막이 빨갛게 되어 있을 뿐이며 염증과 구별하지 못하기 때문이다. 진무름이 깊게 진전되어서 근육층에 미친 것이 궤양이고, 위염의 경우는 깊게까지 달하지는 않고, 엷은 점막이 표면에 널리 퍼져간다. 스트레스에 의해서 마찬가지로 염증이 생겨도 한쪽은 깊게 진전되어 궤양이 되고 다른 한쪽은 염증대로 점막에 퍼지지만 이것은 사람에 따라 다르고 각자가 갖고 태어난 유전적인 요인에 의한 것이 아닌가 하고 생각할 수 있는 것이다.

아무튼 스트레스가 원인이 되어 위염을 일으키거나, 위의 증상만이 보여지는 소위 정신성위염은 식후 곧 증상이 나온다는 점과, 궤양과는 다르다는 점이다.

궤양과 마찬가지로 신경성위염도 심신의 안정이 중요하다.

### 설사형, 변비형, 교호형(交互型)이 있는
### 과민성장증후군 (過敏性腸症侯群)

대장(大腸)에서는 병의 변화를 볼 수 없는데도 대장의 운동이나 긴장이 이상하게 활발하여 설사나 변비 등의 변통 이상을 일으키는 병을 말한다. 종종 복통이나 배의 당김을 동반한다. 복통은 좌하복(左下腹)에 많고, 다른 장소에서도 일어나며 잘 이동하는 것이 특징이다.

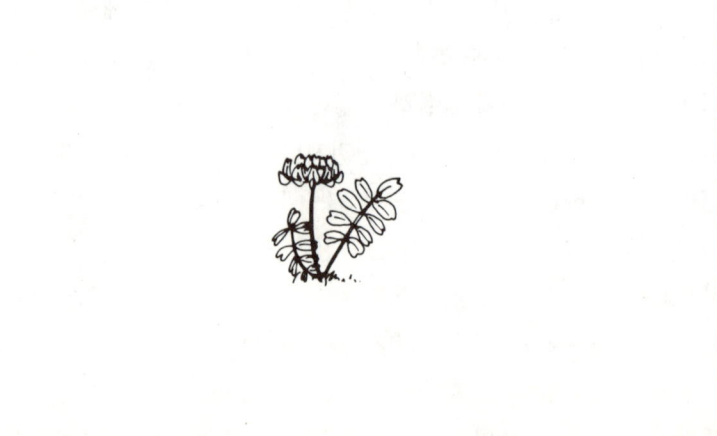

이 병에는 여러가지 형(型)이 있지만 변통(便痛)의 타입에 따라서 다음 네 가지로 나누어진다. 괄호 안의 숫자는 M씨가 조사한 환자의 비율이다.

① 설사형(40%)

신경성설사라고도 불리는 것으로, 설사나 연변(軟便)이 계속되거나 건강한 변과 설사가 교대로 일어나기도 한다. 설사형에서는 복통은 별로 없고, 있다고 하더라도 가벼운 통증이며 그것도 배변이 끝나면 가라앉는다. 스트레스 등에 의해서 대장의 운동이 너무 활발해지기 때문에 발생해 설사가 계속되고 있음에도 불구하고 야위어지는 것 같지는 않다. 본인에게 화장실을 가는 횟수가 많다는 것과, 언제 어느 때 변의(便意)가 시작될지 모르는 것이 곤란할 뿐, 그외에 신체적인 고통이 없는 것이 특징이다.

② 변비형(36%)

대장의 일부가 강하게 경련하므로 변의 통과가 방해되어 변비가 되는 타입이다. 토끼똥과 같이 단단하고 동글동글한 변이나 연필 정도의 가는 변이 소량 배설되어 그것에 점액이 붙어 있는 것이 특징이다. 복통을 동반

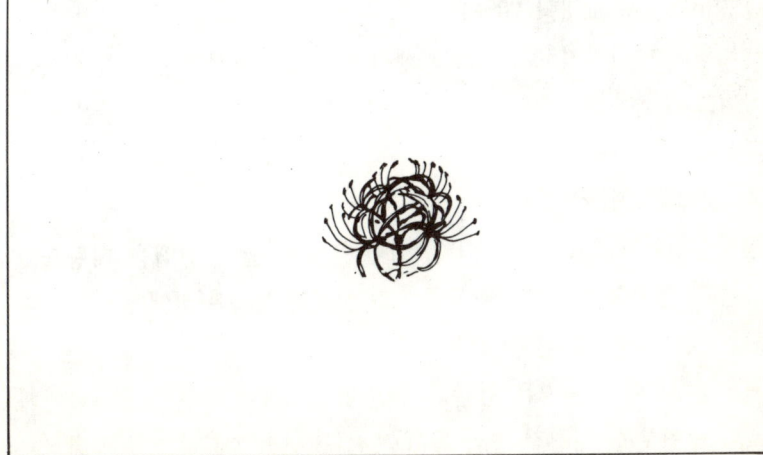

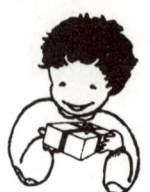

하는 수가 많으며, 통증은 식후에 잘 일어난다. 가스가 쌓여 있는 경우도 많아서 배가 부르기도 했다가 고프기도 했다가 한다. 다음에 해설할 변비·설사교대형과 함께 경련성변비라고도 일컬어진다.

③ 변비·설사 교대형(20%)

변비형과 마찬가지로 변비라고 생각하면 어느 때부터 갑자기 설사가 시작되고 그것이 진정되면 또 변비가 계속된다는 타입이다. 증상은 변비형과 마찬가지이다.

④ 점액배설형(4%)

점액산통이라고도 일컬어지며, 심한 통증과 함께 점액을 대량으로 배설한다. 정상변과 점액변을 되풀이하는 것과 설사와 점액배설을 되풀이하는 것 두 가지 타입이 있다.

과민성대장이라는 병은 원래 자율신경의 기능이 불안정한 사람에게 과로나 수면부족, 정신적 중압 등 육체적, 정신적 스트레스가 가해져서

위장의 기력을 북돋우는 생활의 지혜 ③

# 각지에 전해지는 위장약병에 효과 있는 가전약 (家傳藥)

옛날부터 계승되어 익숙해져 온 약으로 가전약(家傳薬)이 있다. 옛날 사람들은 각지방에서 나는 가지각색의 가전약으로 병을 치료해 왔고, 그 효험은 경험에 의해 증명되고 있다고 말할 수 있다. 그리고 과학적으로 그 유효성분이 명확하게 되어 있는 것도 적지 않다.

위장병의 가전약 중에서 지금도 널리 사용되고 있고 입수하기 쉬운 약을 몇 가지 소개하겠다.

① 백초(百草)

옛부터 전해져 내려오는 가전약으로, 그 주성분은 황백나무 껍질에서 채취한 가루약이다. 이 가루약에 포함돼 있는 베르베린이라는 성분은 과학적으로 유효성이 밝혀져 소위 신약(新薬)에도 사용되고 있다. 건위, 설사정지 등의 효과를 기대할 수 있다.

② 타라니조(陀羅尼助)

주성분은 백초와 같은 가루약(黃柏)이고, 회사에 따라서 역시 성분이 다르다. 건위, 정장, 설사를 멈추게 하는 것 등에 효과가 있다.

③ 웅삼환(熊參丸)·웅담(熊膽)·웅원(熊圓)

곰의 담낭이 주성분이고, 건위, 정장, 살균작용이 있다. 그러나 현재는 곰의 담낭이 귀중품이므로 아주 조금밖에 포함되어 있지 않고, 대신에 다른 동물의 담낭 등이 사용되고 있다.

웅삼환(熊參丸)에는 고려인삼이나 우황(牛黃) 등이, 웅담, 웅원에는 황백(黃柏)등이 각각 배합되어 건위, 정장, 설사를 멈추게 하는 효과를 기대할 수 있다.

일어나는 것이라고 생각된다. 정신적 스트레스가 원인이 되는 경우가 많으므로 치료나 예방에서 그것을 제거하는 것이 불가결하고, 정신안정제나 장의 긴장을 가라앉히는 약이 자주 사용된다. 설사형에 대해서는 설사정지약이나 정장제 등을 사용하지만, 변비형에는 자극성 변비약을 사용해서는 안된다. 사용하면 설사나 복통을 일으켜 버리기 때문이다.

아무튼 의사의 지도를 받는 것과 치료에 들어가기 전에 장의 X선검사나 내시경검사, 분변검사(糞便檢査) 등을 행해서 그외에 병이 없다는 것도 확인해 두지 않으면 안된다.

**스트레스를 물리치는 일상생활의 마음가짐 8개 조항**

① 규칙바른 생활을 명심하고 기상, 취침, 식사 등의 시간이 불규칙하게 되지 않도록 한다.

② 휴양이나 수면을 충분히 취하고, 과로가 되지 않도록 주의한다. 적당한 레크레이션을 한다.

③ 정해진 시간에 배변을 보는 습관을 들인다.

④ 적당한 운동을 하고 일이나 통근, 쇼핑 등에서는 되도록 걷는다거나 해서 몸을 움직이도록 한다.

⑤ 몰두할 취미를 찾거나 친한 친구와 교제를 하는 등으로 스트레스 해소를 꾀한다.

⑥ 직장이나 가정내의 문제나 걱정거리는 빨리 해결하도록 노력한다.

⑦ 스트레스 때문에 위가 아프다거나 설사가 시작된 것같으면 한번 심호흡을 하면 기분이 안정되고 스트레스 해소에 도움이 된다.

⑧ 병이나 위장이 약한 것에 관계없이 적극적인 생활을 명심한다. 이것도 저것도 할 수 없으면 생활이 소극적으로 되지 않도록 주의한다.

## 7 알아두면 도움이 되는 기본 상식

# 위약(胃弱), 설사병은 완전히 없앨 수 없는 위험한 병

**과식, 과음을 마음대로 해석하지 않는다**

구역질이 나며 식욕이 없다, 어쩐지 위가 아프고 무겁다, 가슴이 쓰리고 아프다라는 증상이 있을 때 등에 과음, 과식이 아닐까 하고 마음대로 생각하고 있으면 중대한 병이 그 그늘에 숨어 있을 수가 있다. 입덧을 위병으로 잘못 알고 뢴트겐 검사를 받는 예도 적지 않다. 위병과는 아무 연관도 없는 협심증(狹心症)일 때도 위의 통증처럼 느껴지는 수도 있다.

본인은 단순한 설사병이라 생각하고 있었는데 실제로는 생명에 관계되는 병이었다는 것은 종종 경험하는 일이다. 어떤 경미(輕微)한 증상이라도 방심은 금물이다. 반드시 검사를 받아두지 않으면 안된다.

단순한 위약, 설사병으로 잘못 알기 쉬운 위험한 병에 관해서 간단하게 설명해 두겠다.

**단순한 위약으로 알기 쉬운 중대한 병**

① 위암

위암은 초기 단계에서는 전혀 증상이 없다고 해도 과언이 아니다. 궤양을 만드는 조기암은 예외이지만, 이 경우에는 위궤양과 마찬가지로 식사

1~2시간 후나 공복시에 위가 아프다. 암이 진행돼서 위의 출입구를 막을 정도가 되면 위가 무겁고 괴로우며 구역질이 나는 증상이 보여진다. 대부분의 경우는 증상이 없으므로 정기적으로 검사를 받아서 조기발견을 해야 한다. 조기에 발견하면 위암이라 해도 결코 무서운 병은 아니게 된다.

② 입덧

임신하면 구역질이 나서 토하거나 식욕이 없어지는 증상이 나타난다. 소위 입덧이라고 하는 것인데, 본인이 임신을 알아채지 못하고 있으면 위 상태가 나쁘다고 해석해 버리고 병원에 가서 위의 뢴트겐 검사를 받아버리는 것이다. 의사들 사이에는 '여성을 보면 임신으로 생각한다'라고 하는 말이 있을 정도로 여성을 진찰할 때에는 우선 임신중일 때의 증상이 아닌지를 생각하고 세심한 주의를 기울이지만, 조그만 실수로 이러한 사태가 일어날 수 있는 것이다.

뢴트겐을 받은 후에 태아의 영향을 걱정하는 사람이 많은 것 같다. 그렇지만 대부분의 경우는 걱정하지 않아도 된다. 담당 의사에게 상담을 해서 괜한 고생을 하지 않도록 한다. 임신의 가능성이 있는 여성은 임신이라는 것을 고려해서 진찰을 받을 때 의사에게 신청하고 뢴트겐 검사가 필요하다면 생리가 끝난 뒤에 실시해야 한다.

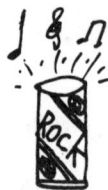

## (위험한 장질환)

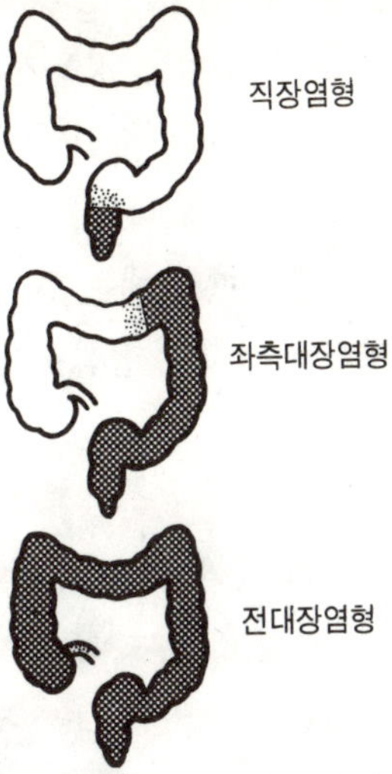

**궤양성 대장염이 발생하는 범위**
- 직장염형
- 좌측대장염형
- 전대장염형

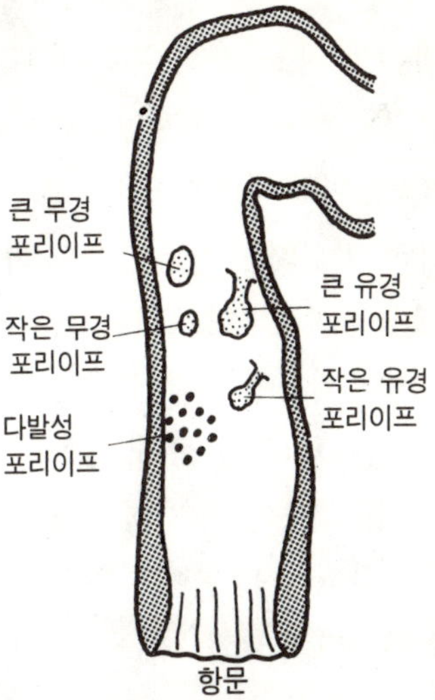

**대장 포리프의 여러가지**
- 큰 무경 포리이프
- 작은 무경 포리이프
- 다발성 포리이프
- 큰 유경 포리이프
- 작은 유경 포리이프
- 항문

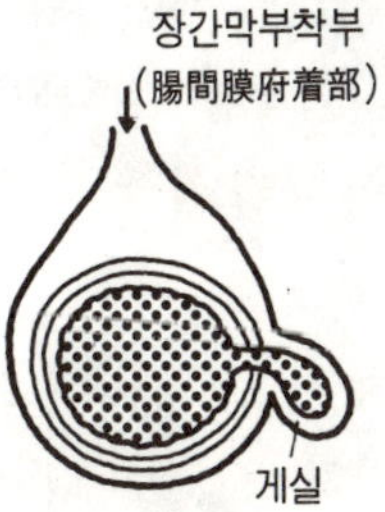

**결장게실의 단면**
- 장간막부착부 (腸間膜府着部)
- 게실

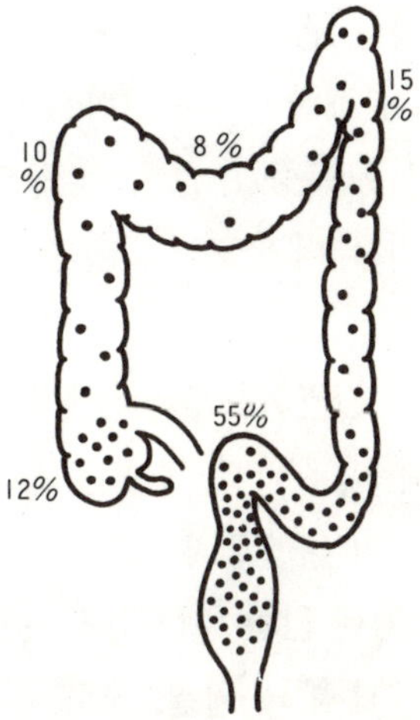

**대장암이 생기기 쉬운 곳**
- 8%
- 15%
- 10%
- 55%
- 12%

③ 협심증(狹心症)

협심증이라고 하면 심장이 심하게 아픈 것이라고 생각하고 있는 사람들이 많은 것 같지만, 극히 초기 단계에서는 반드시 심한 고통을 일으키는 것은 아니고, 위의 통증이나 가슴앓이 정도로 느끼는 경우가 많다. 아침 출근 때에 걷기 시작하면서부터 얼마 안 가서 위의 주변이 아프거나 가슴앓이와 비슷한 느낌으로 타격이 가해지는 수도 있다. 약간 멈춰서서 쉬면 그 상태는 곧 사라지고 다시 걷기 시작했을 때 쯤에는 벌써 어쩐지 그 증상이 없어져 있지만 만약 이러한 경우가 있다면 협심증이 염려된다. 순환기과에서 곧 정밀검사를 받도록 한다.

④ 뇌(腦)병이나 상처, 전신(全身)의 병 등

뇌출혈, 뇌종양, 수막염(髓膜炎), 뇌염 등 뇌의 병이나 머리를 때려서 출혈을 하고 있을 때에는 구토를 일으키는 수가 있다. 구역질은 그다지 없고 갑자기 구토가 나오는 것이 특징이며, 그외에 마비나 심한 두통을 동반하므로 대개는 그것에 주의한다.

혈액 중에 노폐물이 쌓이거나해서 혈액의 성분에 변화가 있을 때도 구역질이나 구토가 온다. 자주 볼 수 있는 것이 숙취인데, 혈액중에 알콜이나 그 분해물인 아세토아르데히드 등이 증가하기 때문이다. 신장병이 악화돼서 뇨독증(尿毒症)을 일으키기도 하고 당뇨병이 악화되었을 때도 발생하지만, 이것도 역시 혈액에 노폐물이 늘어 뇌에 자극을 주기 때문이다.

⑤ 급성간염이나 만성간염이 악화되었을 때

식욕부진, 구역질, 복부 불쾌감 등 위의 상태가 나쁠 때와 비슷한 증상이 온다. 이 외에도 발열, 황단, 나른함 등의 증상이 오는 수도 있다.

⑥ 감기로 인한 위장장해

감기 때문에 구역질, 구토, 복통, 복부 불쾌감 등을 일으키는 경우가 있다. 발열, 목의 통증, 기침 등을 동반한다. 가을에서 봄에 걸쳐 상당히 많이 볼 수 있다.

그 밖에 담낭염(膽囊炎), 담석증(膽石症), 췌장염(膵腸炎) 등 배 속의 장기(臟器)의 염증에서도 구역질이나 구토가 시작되는 수가 있다. 이 경우도 복통, 식욕부진, 나른함, 발열 등의 증상을 동반한다.

### 설사병으로 생각하기 쉬운 위험한 병

① 대장암, 대장 포리이프

대장 속에 혹 같은 것이 생기면, 그 자극으로 대장의 운동이 활발해져서 설사를 하는 수가 있다(위성소화; 僞性下痢). 설사가 계속될 때는 전문적인 검사를 받도록 한다.

② 궤양성 대장염

점액과 혈액이 섞인 설사가 빈번히 발생하고, 배가 묵직하거나 복통이나 발열을 동반할 수도 있다. 원인불명의 난병(難病)으로, 재발을 되풀이하기 쉬우며 만성으로 계속되는 수도 있다. 빨리 전문의의 진찰을 받지 않으면 안된다.

③ 장결핵(腸結核)

결핵균이 장에 감염돼서 일어나는 병이며, 옛날에 비교하면 현저하게 줄었지만 아직도 가끔 볼 수 있다. 설사가 계속되며 점액이나 혈액이 섞이기도 하고, 복통을 동반하는 경우도 있다.

④ 크론병(국한성 장염)

소장이나 대장에 궤양이 많이 생겨 장관(腸管)이 좁아지기도 하고, 구멍이 뚫리기도 하는 원인불명의 난병이다. 설사를 하기도 하고, 점액과 혈액이 섞인 변(便)이 나올 수가 있으며 복명(腹鳴), 복통, 배의 당김 등의 증상도 나타난다.

⑤ 대장게실(大腸憩室)

대장의 벽이 바깥쪽으로 부풀어서 주머니 모양으로 돌출해 있는 것이다. 60세 이상에서는 10%이상 이 병이 발견된다. 증상이 없는 경우도 많지만, 주머니 같은 곳에 변이 모이기라도 하면 부패나 발효를 일으켜 그 자극으로 염증이 시작되어 설사를 하거나 복통, 배의 당김, 출혈 등의

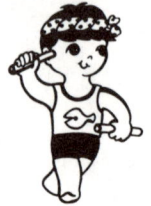

증상이 보일 수도 있다(20~25%).

### ⑥ 기생충증(寄生虫症)

회충(回虫)이나 조충(條虫) 등, 장관(腸管)에 기생충이 있으면 그 자극으로 설사를 하는 경우가 있다. 설사 이외에 복통이나 빈혈 등의 증상을 볼 수 있다. 회충은 눈에 띄게 감소했지만 최근의 자연식품 붐으로 인분(人糞)을 비료로 사용하는 것이 부활되어서 다시 기생충증을 볼 수 있게 되었다고 한다. 회충증은 약을 복용하면 치유되지만 조충(條虫症)은 입원치료가 필요하다.

⑦ 소화흡수 불량증후군

음식물의 소화는 입에서 시작되어 위(胃), 십이지장으로 나아가서 소장 상부(上部)에서 분해가 끝나 흡수된다. 이 소화흡수의 주역을 맡고 있는 것이 소장이고, 만일 여기에 병이나 이상이 생기면 영양분이 소화흡수되지 않고 대장으로 보내지므로 그 자극으로 대장의 운동이 활발해져서 설사가 시작된다. 위나 소장의 수술을 받은 뒤에도 마찬가지 증세가 일어난다. 또 간염(肝炎)이나 담석증, 담낭염, 췌장염, 췌장암 등이 발생하고 있을 때도 담즙이나 췌장 등의 소화액의 분비가 불충분하게 되어 소화흡수가 행해지지 않게 되므로 역시 설사를 한다. 이 경우에는 단순한 설사병과는 달리 영양이 흡수되지 않으므로 야위어가고, 영양실조로 인해 빈혈이나 발의 부종 등의 증상을 볼 수 있다. 한시라도 빨리 전문의의 진찰을 받도록 한다.

⑧ 갑상선기능항진증(甲狀腺機能亢進症)=바세도우씨병

갑상선 호르몬은 원래 몸의 기능을 고진(高進)하는 역할이 있으므로 과잉으로 분비하게 되면 대장의 기능이 활발하게 되어 설사를 일으킨다. 갑상선기능항진증에 걸리면 더위를 몹시 타게 되어 자주 땀을 닦기 때문에 몸이 화끈거린다. 식욕은 증가해도 몸이 야위어가는 것이다.

이밖에도 에디슨씨병, 뇨독증(尿毒症), 심부전(心不全), 간경변(肝硬變) 등의 전신병(全身病)일 때 설사를 일으키는 경우가 있다.

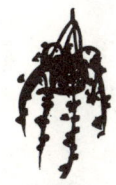

### 8 알아두면 도움이 되는 기본 상식

# 병원에서는 이렇게 치료한다

**증상만으로는 위 질환을 진단할 수 없다**

위가 체한 듯하다, 가슴이 아프고 쓰리다, 위가 메슥거린다, 구역질이 난다, 식욕이 없다, 위가 무겁다, 위가 아프다는 등 위의 불쾌증상은 다종다양하다. 급성위염, 만성위염, 위하수증, 위무력증, 위·십이지장궤양 등의 병은 이러한 증상이 착종(錯綜)해서 나타나므로 그 증상만으로 위 질환을 진단할 수는 없다. 증상만 보고 마음대로 판단을 내린다면 위암 등의 중대한 병을 그냥 스쳐보낼 위험이 있다.

폭식폭음으로 인한 급성위염 등 원인이 확실한 경우는 예외이다. 단순한 위약으로 인한 것이라면 쉽게 판단할 수 있어도 병원에서는 검사를 똑같이 한다. 이 검사는 중대한 병인지 어떤지를 체크할 뿐만 아니라 위의 상태가 나쁜데서 오는 것인지 어떤지 그 원인과 병의 상태를 확실히 파악하는 것이 목적이다.

우선, 바륨을 먹고 위 뢴트겐 검사를 한다. 위암이나 위·십이지장궤양, 위염의 유무(有無)를 어느 정도 알 수 있는 것 외에도 위의 위치나 형태, 움직임으로 위하수나 위 무력증의 상태를 파악할 수 있다.

게다가 최근에는 보다 적극적인 방법으로 내시경 검사로 직접 위점막을 관찰한다. 이 검사에서 암이나 궤양 등의 중대한 병이 아니라는 것을 확인할 수 있는 것이다. 또한 내시경으로 위점막을 관찰해서 위점막의 변화가 어느 위치에, 어느 정도로 퍼져 있는지를 조사하는 것도 중요한 것이다. 그밖에 필요에 따라서는 내시경으로 위점막을 보면서 위생검(胃生檢)을 실시하여 양성(良性)인가 악성(惡性)인가 하는, 보다 확실한 판단을 내린다.

위액을 채취해서 위산이나 펩신의 분비기능을 조사하면 과산타입인지 저산타입인지를 알 수 있다. 또한 변을 조사해서 소화관(消化管)에서의 출혈 유무를 살펴보기도 한다.

위의 증상을 호소하고 진찰을 받으러 오는 사람은 주로 신경질적인 타입이 많은 것으로 봐서 정신적인 것이 다소 관여하고 있는 것 같다. 정신적인 영향이 특히 크다고 생각될 경우에는 성격 테스트를 할 수도 있다. 성격적으로 문제가 있을 때는 그 면에서의 지도를 충분히 받고, 또 경우에 따라서는 심신증 전문의인 정신과 의사의 손에 맡겨 치료를 받을 수도 있다.

### 위약(胃弱)은 이렇게 해서 치료한다

소위 위약(胃弱)일 경우에는 그 원인에 따라서 취해야할 대책이 다르다.

위염을 일으키고 있을 때에는 위점막에 염증을 일으키게 하거나 악화시키는 요인을 제거한다. 식사의 불섭생(不攝生), 알콜 과음, 끽연(喫煙), 원인이 될 약품 등이 있으면 그것을 정지하거나 개선한다. 수면부족, 과로, 불규칙적인 생활, 일이나 인간관계에서의 문제, 가정내의 문제 등 그 밖에 여러가지 불안이나 괴로움이 원인이 되고 있는 것을 찾아내서 해결한다.

위의 점막이 가령(加齡)과 함께 위축(萎縮)을 일으켜 위액의 분비가 저하되고 있는 위축성위염(萎縮性胃炎)일 때에는 그것을 환자에게 잘 이해시킨다. 위의 기능이 저하한 것은 어떻게든 손대기가 어려우므로 남아 있는 기능을 그 이상으로 방해하지 않도록 지도한다.

위하수나 위무력증인 사람도 마찬가지이다. 체질적으로 소화력이 약하기 때문에 소화력을 방해하는 것을 피해 조금이라도 체질개선을 꾀하도록 지도한다.

구체적으로는 위염일 때에 취하는 대책과 마찬가지로 식사의 불섭생, 알콜 과음, 끽연, 수면부족, 과로, 불규칙적인 생활, 정신적인 스트레스 등을 개선하도록 한다.

의사는 환자에게 문진(問診)하면서 이러한 원인을 추리해서 찾는다. 무엇보다도 환자의 이야기가 단서가 되는 것이므로 정직하게 사실대로 이야기해 주지 않으면 안된다. 가끔 숨기거나 거짓말을 하는 환자가 있지만, 이것으로는 바른 진찰을 할 수 없고 치료법을 잘못할 위험도 있다.

원인이 분명해지면 그것을 제거, 생활지도를 행한다.

다른 한 가지 중요한 것은 환자에게 위의 상태가 어째서 나쁘게 되었는지를 잘 설명하는 것이다. 환자는 종종 위암 등 중대한 병이 아닐까 하고 걱정한 나머지 마음의 동요가 위의 기능을 저하시키기도 하고, 위염을 일으키기도 하는 수가 있기 때문이다.

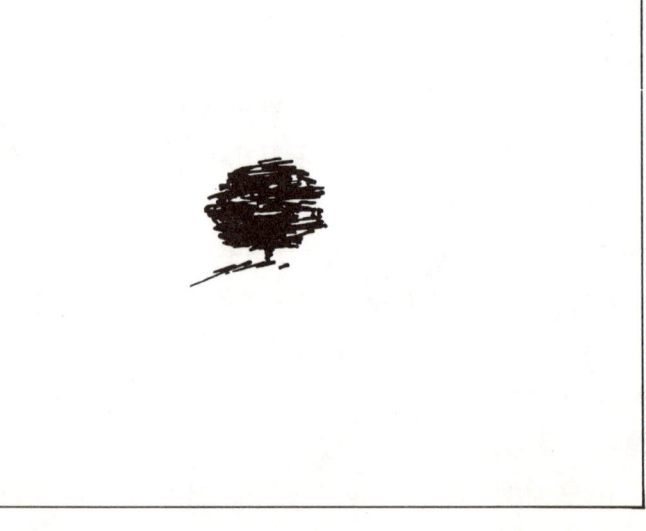

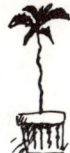

## 위약에 효과가 좋은 의사의 약

지금까지 기술했듯이, 의사가 해야 할 일이라고 하면 검사나 문진(問診) 등에 의해서 원인을 발견, 지도하는 것뿐이고, 병을 치료하는 것은 환자가 지시한 것을 지키느냐 안 지키느냐에 달려 있다. 다른 병도 마찬가지라고 말할 수 있는데, 병을 치료하는 주역은 환자 본인이라는 것을 항상 염두에 두어야 한다.

약은 어디까지나 보조수단에 지나지 않으며 절대로 너무 약에 의지하지 않도록 주의한다.

위통, 가슴앓이, 구역질, 구토 등의 증상이 있고, 위의 운동이나 위액의 분비가 활발해지고 있을 때에는 제산제(制酸劑)로 위산의 중화를 꾀하거나 위기능이 고진(高進)하고 있는 것을 억제한다. 위의 통증이 심할 때에는 진통제를 사용한다. 또 염증이나 궤양이 보일 때에는 위점막을 보호하는 작용을 하는 약으로 상처가 나있는 점막을 위산으로부터 보호한다.

한편 위의 거북함, 식욕부진, 가슴앓이 등을 호소하는 위축성위염이나 위하수, 위무력증 등과 같이 위의 기능이 원래부터 좋지 않을 때에는 위 운동이나 위액의 분비를 촉진시키는 약(건위제) 등을 사용한다.

정신적인 원인이 강할 경우에는 정신안정제를 사용한다.

### 설사가 계속 될때에 행하는 검사란

설사가 계속될 때에는 일단 대장암, 대장 포리이프, 궤양성대장염, 크론병, 장결핵, 적리 등의 병이 없는지 어떤지를 검사로 확인하지 않으면 안된다. 그때 행해지는 것은 다음과 같은 검사이다.

① 주장조영(注腸造影) X선검사

항문에 조영제(造影劑)인 바륨을 주입해서 뢴트겐 검사를 행한다.

② 내시경검사(內視鏡檢査)

X선검사로 이상한 형체가 발견되었을 때 내시경으로 장 속을 들여다 보고 이상의 유무를 확인한다. 게다가 필요하면 장생검(의심스러운 점막을 채취해서 현미경으로 검사한다)도 실시한다.

③ 분변검사(糞便檢査)

변을 조사해서 피가 섞여 있지는 않은가, 나쁜 균이 번식하고 있지는 않은가 등을 확인한다.

이러한 검사로 병변(病變)이 발견되지 않았을 때에 비로소 과민성장증후군으로 진단이 내려지는 것이다. 환자는 대개 마음 한 구석에 암 등의 무서운 병을 걱정하고 있기 때문에 이러한 검사를 해서 위험한 병은 아니다라는 것을 확인하는 것도 중요하다.

### 생활지도와 정신요법이 치료의 2대주(二大柱)

과민성장증후군이라는 진단이 나왔다면 우선, 왜 설사가 발생하는지를 이해시켜서 과민성장증후군이라는 병에 관해 설명한다. 그 이상의 뭔가가 원인이 되고 있는지를 찾는다. 수면부족, 과로, 불섭생, 알콜 과음, 배의 차가움, 정신적 스트레스 등 문진(問診)을 하면서 원인의 발견에 힘쓴다.

원인을 파악했다면 그것을 개선하도록 지도하고, 게다가 생활의 전반에서 주의한다. 정신적 스트레스가 원인이 되고 있는 경우가 많으므로 그 면에서의 지도가 중요하게 된다. 정신적인 것이 비교적 크게 관여하고 있을 경우에는 심료내과(심신증)이나, 정신과에서 진찰을 받는 것도 필요하다.
### 약은 어디까지나 보조수단에 불과하다
위약(胃弱) 부분에서도 설명했듯이 약은 보조수단에 불과하다. 약에 너무 의지하지 않도록 주의하는 것이 중요하다.

정신적인 원인이 있을 때에는 정신안정제가 자주 사용되어 그것만으로 좋아지는 예도 적지 않다. 설사 멈추는 약은 일시적인 효과밖에 없지만 설사가 멈춤으로 인해서 환자에게 자신을 줄 수가 있다. 상용하는 약은 장내세균의 선옥균(善玉菌)을 늘이는 활성생균제(活性生菌劑)나 황백의 묘출성분인 생약 베르베린제제 등의 정장제를 이용한다.

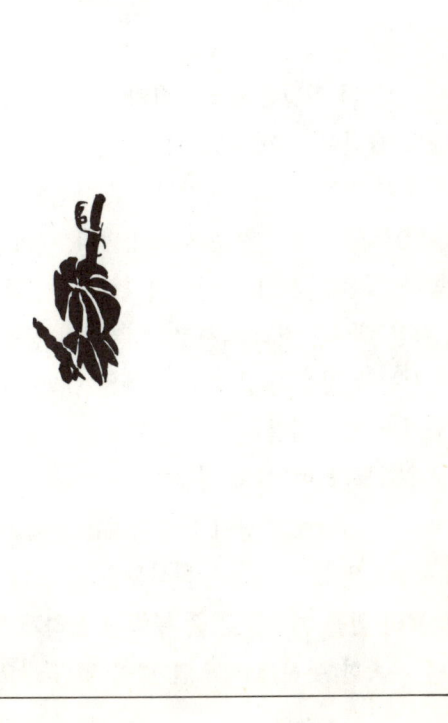

## ⑨ 알아두면 도움이 되는 기본 상식

# 위약 무연(胃弱無緣)의 생활을 보내기 위한 일상대책

**위장이 나쁜 사람은 식습관에 잘못이 많다**

　흔히 하는 말이지만, 규칙적인 식생활을 하는 것이 위장의 건강을 지키는 제일의 원칙이다. 우리들은 보통 하루에 세끼를 먹는 식생활을 하고 있다. 그러나 이것은 옛날부터의 경험에 의해서 건강면에서도 가장 좋기 때문에 습관이 들여져 있는 것이다.

　위장이 약한 사람은 체질적으로 아침엔 식욕이 없기 때문에 무의식중에 아침식사를 하지 않는 경우가 많다. 원래부터 체력이 약한데다 영양이 부족하면 점점 체력이 떨어져 위장을 강화하는 것은 도저히 불가능하다. 점심 식사와 저녁 식사로 그 분량의 영양을 보급하려고 한 번에 많이 먹어서는 위장을 점점 아프게 하는 결과를 초래할 뿐이다.

　위장이 약한 사람은 아침엔 약하지만 밤에는 강한 타입이 많기 때문에 밤새우기를 하여 야식 등을 자주 먹는다. 이렇게 하면 본래 휴식하고 있어야 할 시간에 위장이 움직여지는 것이기 때문에 당연히 무리가 생긴다. 취침전의 2~3시간은 음식물을 먹지 않도록 한다.

**식욕이 있을 때야말로 좀 부족한 듯하게 먹는다**

　'좀 부족한 듯하게 먹으면 병이 없다', '오래 사는 비결은 좀 부족한 듯하게 먹는 것이다'는 등 식사는 좀 모자라는 듯한 양을 먹는 것이 얼마나 중요한가 하는 것이 옛날부터 전해져 내려왔다. 이것은 성인병을 비롯한 모든 병의 예방에 적합하지만, 비교적 위장이 약한 사람은 꼭 지켰으면 한다. 위장이 약한 사람은 식욕이 변덕스러워서 상태가 좋을 때에 식욕이 나서 과식을 하면 뒤에 상태가 나쁘게 되기 쉽다. 식욕이 있을 때야말로 좀 부족한 듯하게 먹는다는 것을 명심해두기 바란다.

원칙을 말하자면 위장이 약한 사람은 1회의 식사량을 적게 하고 횟수를 많이 하는 쪽이 좋지만 식사하기 전에 간식을 먹거나 저녁 식사를 빨리한 다음 잠을 자기 2~3시간 전에 가벼운 야식을 하는 것이 좋을 것이다. 그대신 식사는 좀 부족한 듯이 한다.

**'빨리 먹는 밥'은 위를 점점 나쁘게 한다**

'밥을 빨리 먹는 것은 출세의 조건'이라고 일컬어지기도 하며, 식사중에 말을 하는 것은 예의에 어긋난다고 해왔으므로 우리나라에서는 옛날부터 식사는 말없이, 빨리 끝내는 것이 좋다고 습관되어져 왔다. 그러나 이 습관만은 꼭 고쳤으면 한다.

우선, 천천히 잘 씹는 것이 중요하다. 이렇게 하면 음식물이 가늘게 부서져서 침의 분비를 촉진시키고 침과 잘 섞여지므로 소화흡수가 잘된다. 침에는 파로틴 등 노화(老化)나 암을 방지하는 성분이 포함되어 있으

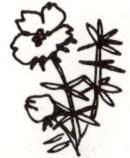

며, 턱 운동은 뇌(腦)에 자극을 주고 머리의 기능도 활성화시킨다.

즐겁게 식사를 하면 소화액의 분비가 활발해져서 소화흡수도 촉진된다. 여러 가지의 실험 결과 무서움이나 슬픔, 불안, 절망 등의 조건 아래에 있게 되면 소화액의 분비가 줄어 위장의 운동도 눈에 띄게 떨어진다는 것을 알 수 있다. 즐겁게 식사하길 바란다.

**무슨 일이 있을지라도 식후의 휴식은 건강상 바람직하다**

식후에 휴식을 취하는 것이 얼마나 중요한지는 '무슨 일이 있더라도 식후엔 휴식'이라는 말에도 충분히 나타나 있다.

그 점에서 구미 사람들은 식사는 천천히 시간을 들여 하고 식후에도 충분히 쉰다. 위장의 건강에 있어서는 이러한 구미 스타일이 바람직한 것이다. 식사 후에는 혈액도 소화기에 모여 전신에 에네르기가 집중해서 먹은 음식의 소화흡수를 한다. 그 때에 일이나 운동 등을 하면 혈액이 머리로 가거나 전신을 돌기도 해서 소화흡수가 소홀하게 된다.

위장이 약한 사람은 가능한 식후 20~30분 정도는 누워서 쉬는 것이 좋다. '먹고 곧 누우면 소가 된다'라는 말은 예의범절 면에서 말하면 올바르지만 의학적으로는 타당성이 없는 말이다.

**술은 위스키, 소주에 더운 물을 타는 것이 좋다**

구미에서는 대개 아페리티후(식전주)로써 베르모트나 와인을 2~3잔 마시는데 이것은 식욕증진에 효과가 있다. 구미인은 이 습관에 익숙해져서 식욕증진제로써 소량의 술을 식사 전에 마시는데 이것도 좋을 것이다. 단 맥주는 수분이 많으므로 위가 가득 차서 음식물을 먹을 수 없게 될 염려가 있다.

알콜은 또한 신경의 긴장을 해소하며, 스트레스를 해소하는 효과도

위장을 튼튼하게 하는 생활의 지혜 ④

# 우유를 먹으면
# 금방 설사를 하는 사람은

우유는 위궤양이나 십이지장궤양의 예방에 효과가 있는 것 외에 우유를 많이 먹는 사람에겐 위암이 적다는 연구 보고도 있다. 또 우유는 영양 밸런스가 잡힌 음식이고 특히 우리 나라 사람에게 부족한 칼슘을 많이 포함하고 있으므로 하루에 한 잔은 마시도록 권장해야 할 정도이다.

그런데 우유를 마시면 금방 설사를 하여 도저히 먹을 수 없는 사람이 있다. 이것은 우유에 포함되어 있는 유당을 분해할 때 필요한 락토오스라는 효소의 활성이 약하기 때문이다. 분해되지 않은 유당은 장으로 가서 유기산을 낳고 그 자극으로 장이 운동을 높여 설사를 일으키는 것이다.

이런 사람에게는 요구르트를 권하고 싶다. 요구르트는 그 균의 작용으로 유당이 상당히 분해되어 있으므로 거의 설사를 하는 일이 없다. 또 요리에 우유를 사용하면 대부분 괜찮다. 이 우유를 따뜻하게 하면 괜찮은 사람도 있고 탈지분유를 마시면 설사를 하지 않는 사람도 있다.

우유를 마시면 설사를 한다고 해서 경원시 하지 말고 설사를 하지 않을 방법을 발견하여 되도록 섭취하도록 하자.

있다. 위장은 정신적인 영향을 받기 쉬운 장기(臟器)이므로 술을 마시고 심신을 편안하게 하면 위장의 기능에도 좋은 결과를 초래할 것이다.

위장이 약한 사람에 한해서 말하면 맥주로 1병, 위스키라면 더블로 1잔 정도가 적량이라고 말할 수 있다. 건강한 사람이라도 위장이나 간장을 상하지 않을 정도로 마신다면 그 배(倍)를 한도로 해야 한다. 일단 위스키 등의 강한 술은 그대로 마시면 위점막을 상하게 하므로 찬물이나 더운물에 타서 엷게 하여 마시도록 한다. 설사를 자주 하는 사람이 차가운 것을 많이 먹으면 배를 차게 하므로 위스키나 소주는 따뜻한 물에 타서 마시는 것이 좋다.

### 담배는 안되고 커피 보다는 녹차나 홍차를
① 담배

담배는 위장에 관해서도 백해무익(百害無益)하다. 담배의 지나친 흡연은 위점막을 상처내서 염증을 일으키고, 위의 기능을 저하시킬 뿐만 아니라 식욕도 떨어지게 한다. 끽연하는 사람에게 위·십이지장궤양의 발생이 많은 것도 말소혈관(末梢血管)을 수축시켜서 위점막의 방어기능을 저하시키기 때문이라고 생각된다. 또 담배는 용변을 일으키므로 설사병에 걸린 사람에게도 좋지 않다.

② 커피

커피에 포함돼 있는 유성분이 식욕을 떨어지게 하는 등 위장에 좋지 않은 작용을 미치는 것 같다. 위장이 약한 사람은 신경질적이며, 불면 경향이 있으므로 커피로 점점 잠이 오지 않게 된다는 마이너스면도 생각할 수 있다.

③ 녹차, 홍차

녹차, 홍차 속의 카페인은 위액의 분비를 촉진시키고 소화력을 높이며, 식욕도 증진시킨다고 한다. 그러나 이것도 진한 것을 마시거나 과음하면 반대로 위의 기능을 저하시키고, 식욕을 감퇴시켜 버린다.

### 향신료는 잘 사용하면 약이 된다

향신료는 요리에 제대로 사용하면 식욕을 돋군다. 또한 그 자극이 소화액의 분비를 촉진시켜서 소화력을 증진시키는 것이다. 그러나 이것도 양이 문제인데, 너무 많이 섭취하면 위점막을 자극해서 염증이나 궤양을 약화시키기도 하고, 장을 자극해서 설사병에 나쁜 영향을 끼치게 된다.

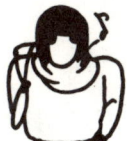

### 음료, 음식물은 되도록 따뜻한 것을

차가운 것을 먹으면 위는 기능이 저하되고 장은 반대로 기능을 높이는 것 같다. 그러므로 위장이 약한 사람이 차가운 것을 많이 먹으면 위의 상태가 나빠져서 배를 차게 하기 때문에 설사를 하게 된다.

따뜻한 음식물은 몸을 따뜻하게 해서 위장의 기능을 높인다. 소화기가 약한 사람이라면 차가운 것은 가능한 줄이고 따뜻한 요리를 섭취하도록 한다.

### 빨리 스트레스를 해소한다

위장은 상당히 섬세한 장기(臟器)이고, 잠시의 마음의 동요가 곧 증상이 되어 되돌아온다. 스트레스는 빨리 없애고 쌓이지 않도록 하는 것이 중요하다.

### 다른 사람보다 한 바탕 더 땀을 흘릴 정도의 적극성을 몸에 익히자

위장이 약한 사람은 체력에 자신이 없는 경우가 많으므로 아무래도 생활이 소극적이 되기 쉽다. 지쳐버리기 때문에 스포츠를 하는 것은 그만두려고 하며, 버스나 택시 등 타는 것을 이용하고 되도록이면 걷지 않으려고 하는 등 몸을 움직이지 않는 방향으로 자연히 되기 쉽다. 식욕도 없기 때문에 먹어서 상태가 나빠지면 안되므로 음식물도 좀 부족한 듯하게 먹는다.

이러한 생활을 하고 있으면 몸을 사용하지 않기 때문에 배도 고프지 않다. 그리고 배가 고프지 않으므로 먹지 않는 것이다. 먹지 않기 때문에 체력이 떨어지고, 체력이 떨어지기 때문에 피로하기 쉬우며 또 쉽게 피로하기 때문에 몸을 움직이지 않는다 라고 하는 악순환을 되풀이하기 쉽다. 과로하는 만큼의 운동량은 아니더라도 몸을 어느 정도 움직여서 피곤하게 하는 쪽이 식욕을 돋구며 체력도 강하게 하는 것이다.

위장이 약하다든지 체력이 떨어진다는 것 등으로 망설이지 말고 남보다 한 바탕 더 땀을 흘릴 정도의 적극성을 몸에 익혔으면 한다.

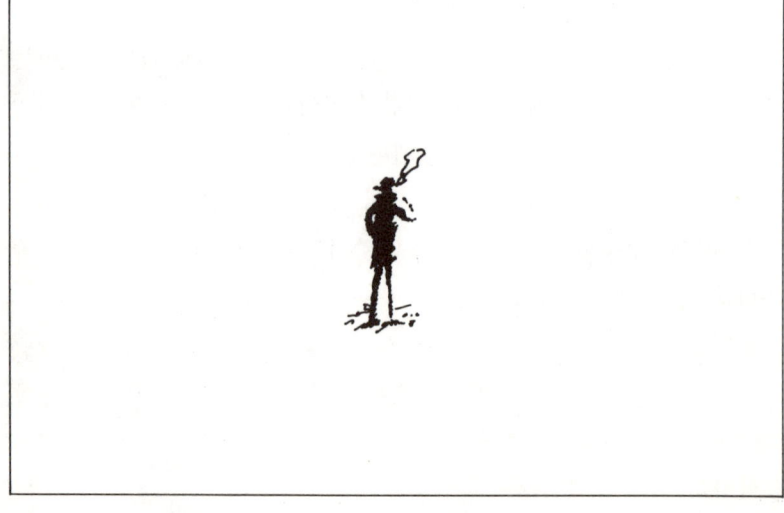

### ⑩ 알아두면 도움이 되는 기본 상식

# 장내세균에 따라서 약한 장이 건강해진다

**위가 약한 사람은 선옥균(善玉菌)이 적다**

우리들의 대장 속에는 많은 세균이 서식하고 있다. 세균이 있으면 염증을 일으켜서 복통이나 설사를 초래하는 것이 아닐까라고 생각할지도 모른다. 분명히 나쁜 세균이 늘어나면 병을 일으키지만 장내(腸內)에는 나쁜 세균 뿐만 아니라 선옥균도 많이 있기 때문에 중요한 기능을 하고 있는 것이다.

설사를 하거나 변비로 괴로와하고 있는 장이 약한 사람은 원래부터 장에 사는 선옥균(善玉菌)이 적다. 그것이 설사나 변비를 일으키는 하나의 원인이 되기도 하여 장내에 선옥균을 늘임에 따라 장이 건강하게 되는 경우도 적지 않다.

비히즈스균을 대표로하는 선옥균은 장내에서 어떤 역할을 맡고 있는 것일까.

① 적리균(赤痢菌), 콜레라균, 식중독을 일으키는 균, 그 외의 다른 병원균 등 나쁜 균이 외부에서 들어와도 번식을 막는다.

② 웰슈균 등의 악옥균을 추방해서 증식하는 것을 미연에 예방한다.

③ 체내에 생기는 암모니아, 니트로소아민 등의 유해물질이나 발암물질 등을 분해해서 독이 없게 한다.

④ 음식물의 찌꺼기는 식물섬유의 일부를 분해해서 흡수한다.

⑤ 몸의 면역력(免疫力)을 높인다.
⑥ 비타민 $B_1$, $B_2$, $B_6$, $B_{12}$, 엽산(葉酸), 비타민K 등을 합성한다.
⑦ 장의 역할을 조정한다.

**선옥균은 설사와 변비에도 효과가 있다**

악옥균이 장내에 늘어나면 부패나 발효가 일어나서 암모니아, 아미신, 페놀 등 유해한 화학물질이 많이 생긴다. 악옥균을 만들어 내는 이러한 물질들은 설사를 일으키는 등 장에 나쁜 작용을 미칠 뿐만 아니라 암을 유발시키기도 하고 혈압을 상승시켜 알레르기의 원인이 되기도 한다고 하며, 또한 노화를 진전시키기도 하고 성인병을 일으키는 중요한 인자(因子)라고도 일컬어진다.

선옥균을 늘여서 악옥균을 추방하면 설사뿐 아니라 이러한 성인병의 예방효과도 있다.

선옥균이 당질을 분해해서 만드는 유기산(有機酸)은 장관(腸管)을 자극하여 장의 운동을 촉구하기 때문에 변비의 개선에도 효과가 있다.

설사나 변비를 되풀이하고 있으면 아무래도 장내에 선옥균이 적거나 악옥균이 널리 퍼져 있기 때문이므로 설사나 변비를 하는 사람은 선옥균을 늘이도록 적극적인 노력을 해야 한다.

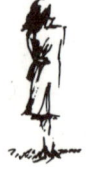

### 설사기미 체질을 변화시키는 식품

장내(腸內)의 선옥균(善玉菌)을 늘이기 위해서는 무엇보다도 식사에 머리를 짜내는 것이 중요하다. 선옥균을 늘이는 대표적인 식품은 다음과 같다.

① 식물섬유

곡류, 감자류, 콩류, 야채, 해조류, 과일 등에 많이 포함되어 있다. 단순한 음식물의 찌꺼기로 옛날에는 필요없는 것이라 생각하고 있었던 것이지만 최근의 한 연구에 의해 식물섬유는 성인병 예방을 비롯해서 중요한 역할을 하고 있다는 것을 알았으며, 갑자기 주목을 끌게 되었다. 장내의 선옥균을 늘이는 역할도 식물섬유가 갖고 있는 훌륭한 작용 가운데 하나이다. 이밖에 식물섬유는 변의 양을 늘여 장관(腸管)을 자극해서 변의(便意)를 쉽게 일으키게 한다. 또한 수분을 포함해서 변을 알맞고 부드럽게 유지하는 작용도 하기 때문에 그 면에서도 변비의 치료에 효과가 있다. 그리고 수분을 조금 흡수해서 변을 단단하게 하는 작용이 있기 때문에 설사에도 효과가 있다는 것이 최근의 연구결과에서 판명되었다.

② 요쿠르트, 유산균 음료

주성분인 유산균의 균체(菌體)는 소화흡수할 수 없는 다당체(多糖體) 즉, 식물섬유로 선옥균의 번식을 돕는다.

③ 저칼로리 감미료

저칼로리 감미료로 시판되고 있는 식품에는 선옥균을 늘이는 역할이 있다.

④ 비히즈스균

선옥균의 대표적인 비히즈스균을 채취해도 장내에는 비히즈스균이 늘어난다. 건강식품으로써 비히즈스균말(菌末)이 팔리고 있는 것 외에 비히즈스균을 첨가한 우유나 비히즈스균으로 만든 요쿠르트도 시판되고 있다.

```
┌ ─ ─ ─ ─ ┐
│ 판   권 │
│ 본   사 │
│ 소   유 │
└ ─ ─ ─ ─ ┘
```

### 위약 · 설사병 치료법

2003년 6월 25일 재판
2003년 6월 30일 발행

지은이 / 현대건강연구회
펴낸이 / 최　　상　　일

펴낸곳 / 太乙出版社
서울특별시 강남구 도곡동 959-19
등록 / 1973년 1월 10일(제4-10호)

ⓒ2001, TAE-EUL publishing Co., printed in Korea
잘못된 책은 구입하신 곳에서 교환해 드립니다.

■ 주문 및 연락처
우편번호 100-456
서울특별시 중구 신당6동 52-107 (동아빌딩 내)
전화 / 2237-5577　팩스 / 2233-6166

ISBN 89-493-0181-4　13510

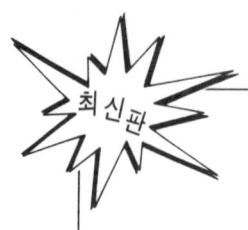

# "太乙出版社가 엄선한 현대 가정의학 시리즈"

✱ 현대 가정의학 시리즈 ①
## 눈의 피로, 시력감퇴 치료법

✱ 현대 가정의학 시리즈 ②
## 명쾌한 두통 치료법

✱ 현대 가정의학 시리즈 ③
## 위약, 설사병 치료법

✱ 현대 가정의학 시리즈 ④
## 스트레스, 정신피로 치료법

✱ 현대가정의학 시리즈 ⑤
## 정확한 탈모 방지법

✱ 현대 가정의학 시리즈 ⑥
## 피로, 정력감퇴 치료법

✱ 현대 가정의학 시리즈 ⑦
## 완전한 요통 치료법

✱ 현대 가정의학 시리즈 ⑧
## 철저한 변비 치료법

✱ 현대 가정의학 시리즈 ⑨
## 완벽한 냉증 치료법

✱ 현대 가정의학 시리즈 ⑩
## 갱년기장해 치료법

✱ 현대 가정의학 시리즈 ⑪
## 감기 예방과 치료법

✱ 현대 가정의학 시리즈 ⑫
## 불면증 치료법

✱ 현대 가정의학 시리즈 ⑬
## 비만증 치료와 군살빼는 요령

✱ 현대 가정의학 시리즈 ⑭
## 완벽한 치질 치료법

✱ 현대 가정의학 시리즈 ⑮
## 허리·무릎·발의통증 치료법

✱ 현대 가정의학 시리즈 ⑯
## 코 알레르기 치료법

✱ 현대 가정의학 시리즈 ⑰
## 어깨결림 치료법

✱ 현대 가정의학 시리즈 ⑱
## 기미·잔주름 방지법

✱ 현대 가정의학 시리즈 ⑲
## 자율신경 실조증 치료법

✱ 현대 가정의학 시리즈 ⑳
## 간장병 예방과 치료영양식